우리 몸을 살리는
건강해독주스

우리 몸을 살리는
건강해독주스

1판 1쇄 발행 | 2018년 12월 5일
1판 2쇄 발행 | 2019년 6월 15일
1판 3쇄 발행 | 2022년 2월 10일

編 | 육성일
디자인 | 정원미
펴낸이 | 이현순

펴낸곳 | 백만문화사
출판신고 | 2001년 10월 5일 제2013-000126호
주소 | 서울특별시 마포구 독막로 28길 34(신수동)
대표전화 | (02) 325-5176 **팩스** | (02) 323-7633
전자우편 | bmbooks@naver.com
홈페이지 | http://www.bm-books.com

Copyright©2018 by BAEKMAN Publishing Co.
Printed & Manufactured in Seoul, Korea

ISBN 979-11-89272-10-4(13510)
값 18,000원

*잘못된 책은 구입처에서 교환해 드립니다.

우리 몸을 살리는
건강해독주스

❧❧ HEALTHY DETOX JUICE ❧❧

육성일 編

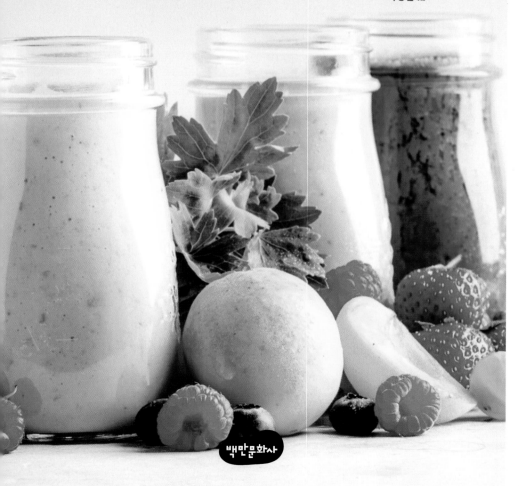

백만문화사

CONTENTS

1

채소주스

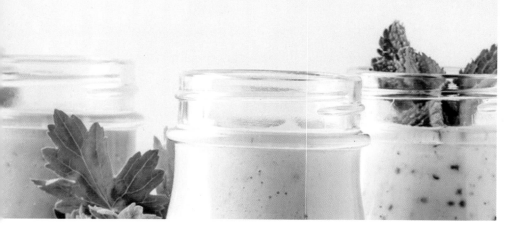

2

과일주스

3

<u>혼합주스</u>

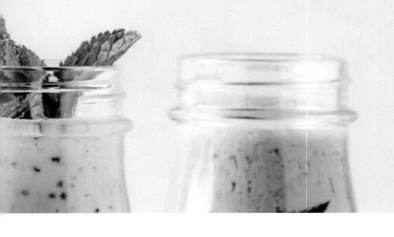

채소와 과일을 주스로 만들어 먹으면 체내 흡수율이 20~30%까지 올라간다고 해서 요즈음 채소나 과일을 건강해독주스로 만들어 먹는 것이 유행이다. 해독주스는 채소와 과일을 삶아서 갈아 먹는 방식으로 비타민E, C, A 등 항산화 영양소와 식이섬유와 엽산이 풍부한 채소와 과일을 통해 해독작용, 면역력 증강, 암발생 억제, 활성산소 제거 등의 다양한 효능을 얻을 수 있다.

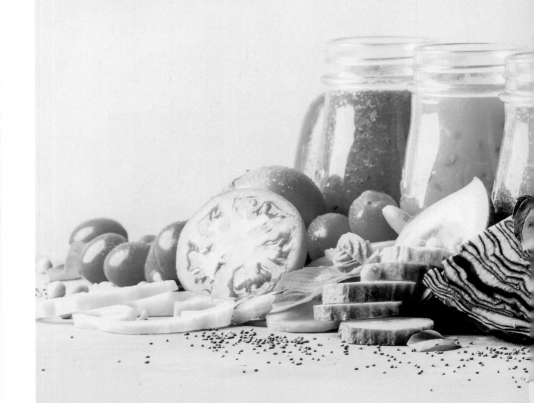

"식습관은 암과 당뇨 등의 성인병 예방과 치료의 보조요법이 될 수 있다."는 것은 이미 과학적으로 증명이 되었다. 그렇다면 어떻게 먹어야 할까를 고민한 다면 그 고민을 단번에 해소할 수 있는 것이 바로 주스로 만들어 마시는 방법 이다. 주스는 만들기 쉽고 마시기 편하며 소화흡수도 잘 되는 장점을 지니고 있기 때문이다.

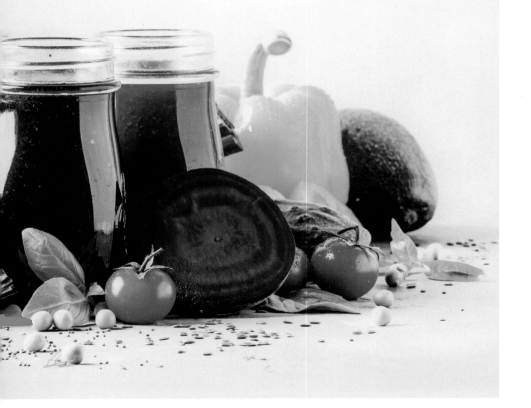

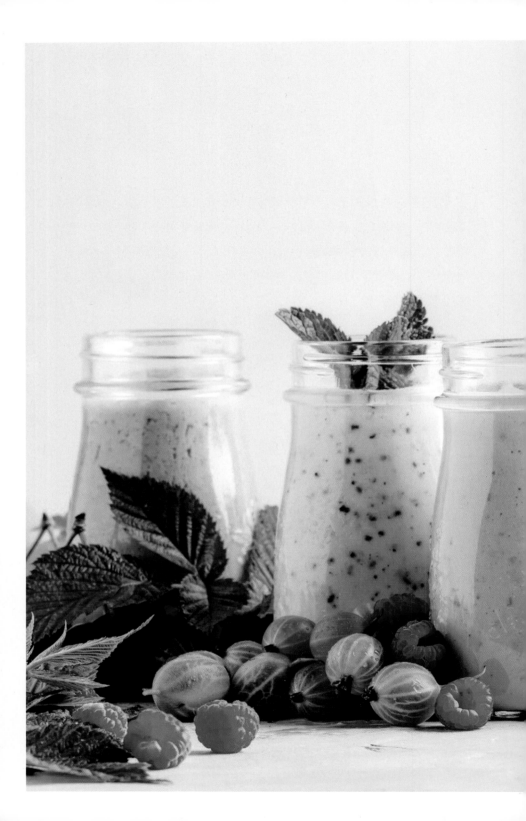

우리 몸을 살리는 **건강해독주스**

1

채소주스

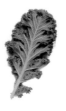

VEGETABLE

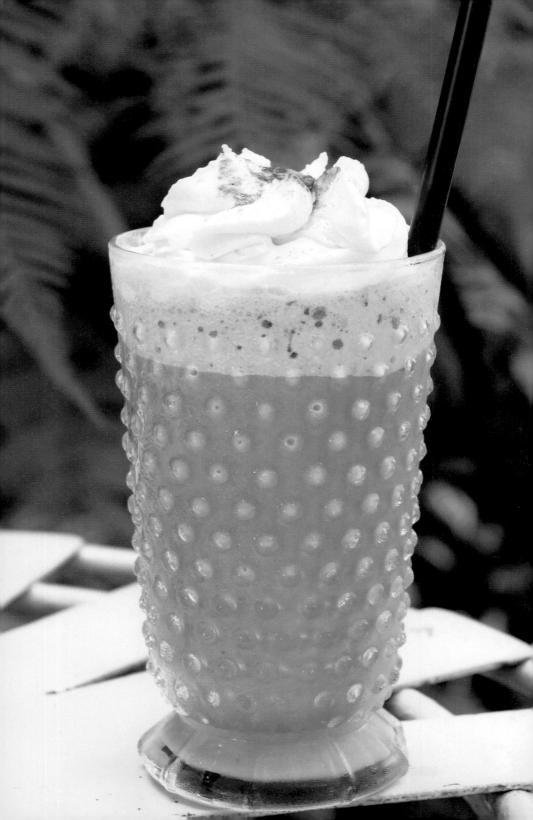

녹차주스

GreenTea

—

만 드 는 법

01 _ 녹차분말 한 스푼과 요거트가루 한 스푼, 우유 한 컵을 준비한다.

02 _ 한데 섞어 얼음을 넣고 차게 마시면 훌륭한 해독 녹차주스가 된다.

tip _ 취향에 따라 꿀이나 물엿 한 스푼 정도를 넣어도 된다.

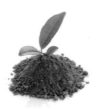

녹 차 , 왜 우 리 몸 에 좋 은 가 ?

녹색 음식의 대표적인 녹차는 쌉싸름한 맛의 카테킨 성분이 있어 체지방분해 효과가 뛰어나고 항산화 작용을 하며 콜레스테롤과 혈당을 낮추는 효과가 있다. 또한 혈압을 떨어뜨리고 심장을 강화하며 지방간이나 동맥경화를 예방한다. 감기 바이러스의 활동을 저지시키고 체내 세포가 바이러스에 감염되는 것을 막는다.

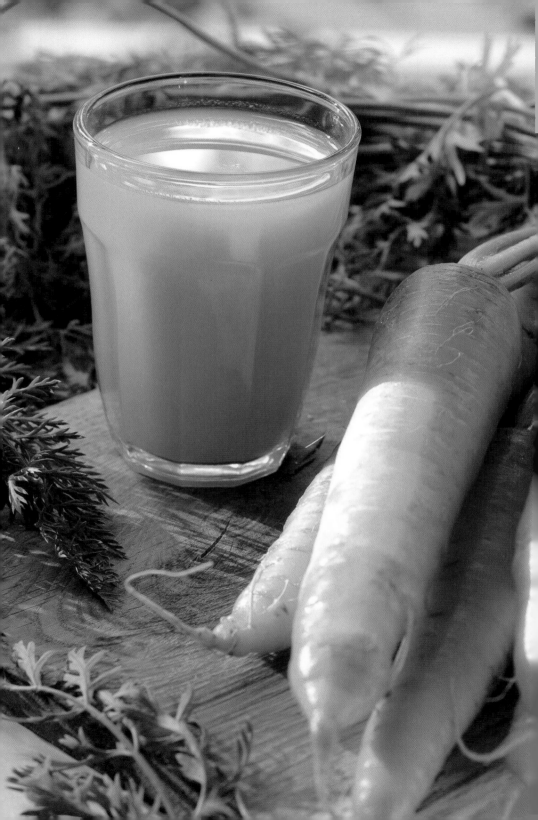

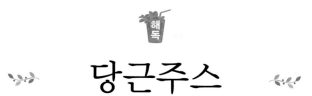

당근주스

Carrot

—

만 드 는 법

01 _ 당근을 잘 씻은 뒤 믹서에 갈릴 정도의 크기로 썰어둔다.

02 _ 믹서에 물을 붓고 취향에 따라 꿀이나 과일을 첨가해도 좋다.

03 _ 잘 갈린 당근을 체에 걸러 마신다.

tip _ 영양소들을 모두 흡수하기 위해서는 체에 거르지 않고 모두 마시는 것이 좋다.

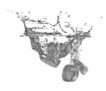

당 근, 왜 우 리 몸 에 좋 은 가 ?

 채소의 제왕이라고 불리는 당근은 항산화 성분과 섬유질, 각종 비타민과 미네랄이 풍부하여 그 옛날 고대 그리스와 로마에서는 해독제로 사용하였고 우리나라나 일본, 중국 등에서는 인삼에 버금가는 약재로 사용되어 왔다.

 베타카로틴이라는 성분이 풍부한데 이 성분은 우리 몸속에 들어가면 비타민 A로 변하여 시력을 보호하고 만성피로는 물론 콜레스테롤을 낮추어 고혈압이나 당뇨 같은 성인병 예방에 뛰어난 효과가 있다. 특히 완전히 익은 토마토는 그렇지 않은 토마토보다 베타카로틴이 4배나 더 많이 들어 있다고 한다. 남성 전립선암에 좋은 효과를 나타낸다.

15

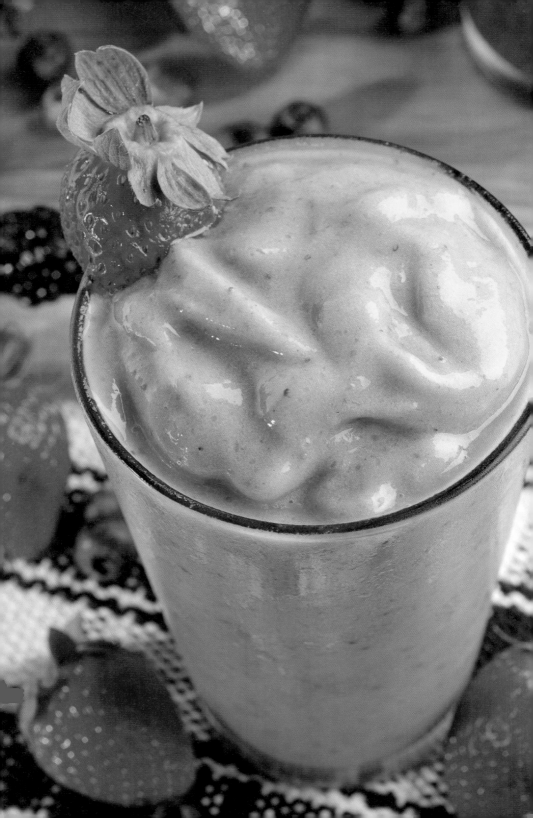

딸기주스

Strawberry

—

만 드 는 법

01 _ 싱싱한 딸기를 골라 꼭지를 따고 깨끗하게 씻는다.

02 _ 신선한 배는 껍질을 벗겨 적당한 크기로 잘라준다.

03 _ 모두 믹서에 곱게 가는데 이때 우유나 요구르트를 넣어주면 더욱 좋다.

tip _ 취향에 따라 바나나를 넣어도 좋고 다른 과일을 섞어 만들어도 좋다.

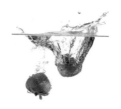

딸 기 , 왜 우 리 몸 에 좋 은 가 ?

딸기는 인 카로틴과 탄수화물, 칼슘 등이 많이 함유되어 있으며 비타민C의 함유량은 사과의 10배, 레몬의 2배 정도로 풍부하다. 신진대사를 원활하게 하여 멜라닌을 억제하고 기미를 막아주어 피부미용에 좋으며 면역력을 향상시키고 노화예방과 활성산소를 제거하는 효과가 있어 노화를 방지시킨다. 또한 항산화물질인 안토시아닌과 철분과 구리, 망간, 칼륨 등이 풍부하여 적혈구를 생성하는 데 도움을 준다. 딸기에 함유된 식물성 섬유질은 변비를 개선하는 효능이 있다.

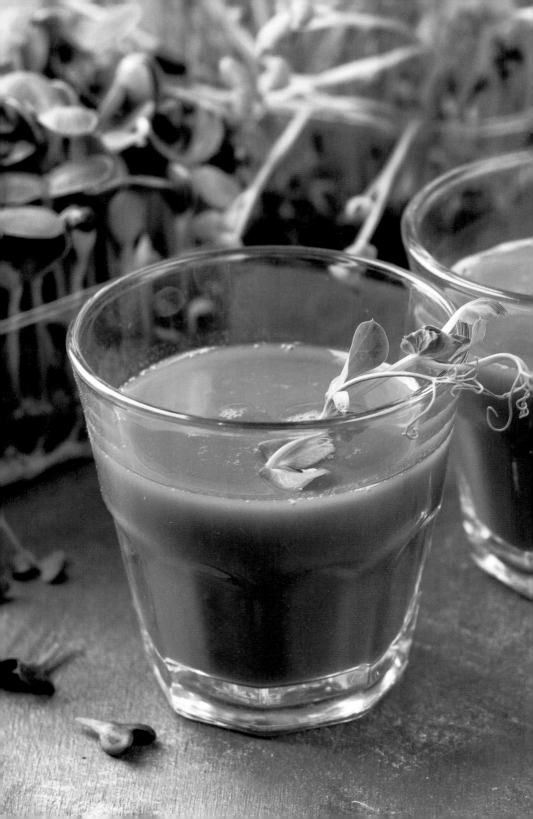

무싹주스
Radish Sprouts

—

01 _ 무싹을 깨끗이 씻은 뒤 물 한 컵을 믹서에 붓고 간 뒤 그대로 마신다. 여린 싹을 간 것이므로 굳이 체에 거르지 않고 마셔도 된다.

tip _ 무싹이 준비되지 않으면 무를 적당한 크기로 자른 뒤 믹서에 갈아 마셔도 된다.

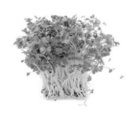

무싹, 왜 우리 몸에 좋은가?

새싹은 어떤 채소든 비타민E를 비롯하여 베타카로틴, 셀레늄, 비타민C 등 우리 몸에 좋은 효소와 항산화제, 항암제 등을 함유하고 있다. 싹 채소는 대개 발아하여 생장하는 일주일 정도의 시간에 필요한 생명 요소들을 모두 만들기 때문이다. 특히 신장 기능 강화에 좋다.

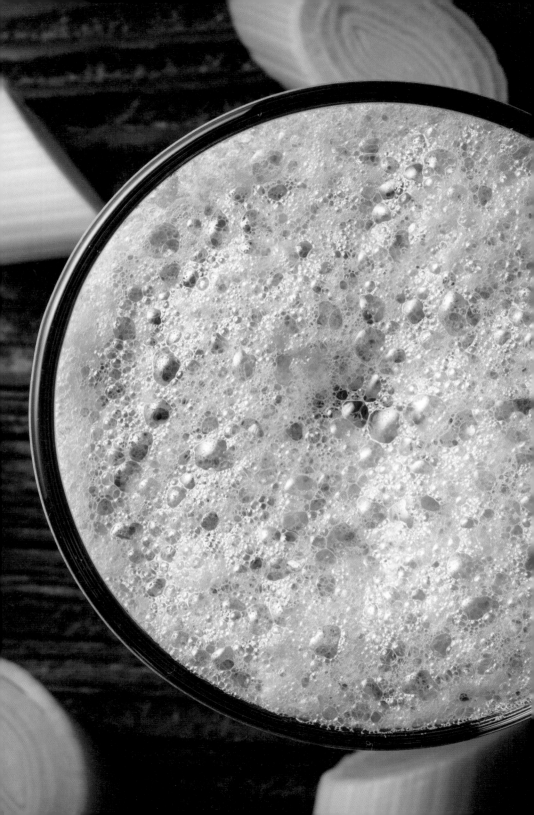

부추주스

Chives

—

만 드 는 법

01 _ 부추를 한 줌 정도 다듬고 씻은 다음 적당한 크기로 자른다.

02 _ 믹서에 넣고 요구르트를 약 100ml 정도 넣고 함께 갈아준다.

tip _ 체에 걸러서 마시면 목넘김은 좋으나 영양소 모두를 섭취하려면 그대로 마시는 것
이 좋다.

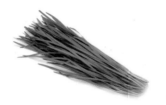

부추, 왜 우리 몸에 좋은가?

즙을 내거나 주스로 마시는 것은 체내 흡수율을 높이기 위함이다. 정구지,
솔이라고도 불리는 부추는 사시사철 거의 맛볼 수 있는 채소로 칼슘과 칼륨,
철분과 베타카로틴, 그리고 비타민E 등을 풍부하게 함유하고 있고 특히 아데
노신 성분은 혈전의 생성을 억제하고 알리신 성분은 혈액 속에 있는 나쁜 콜
레스테롤을 낮추어 뇌혈관 건강에 효과가 있다.

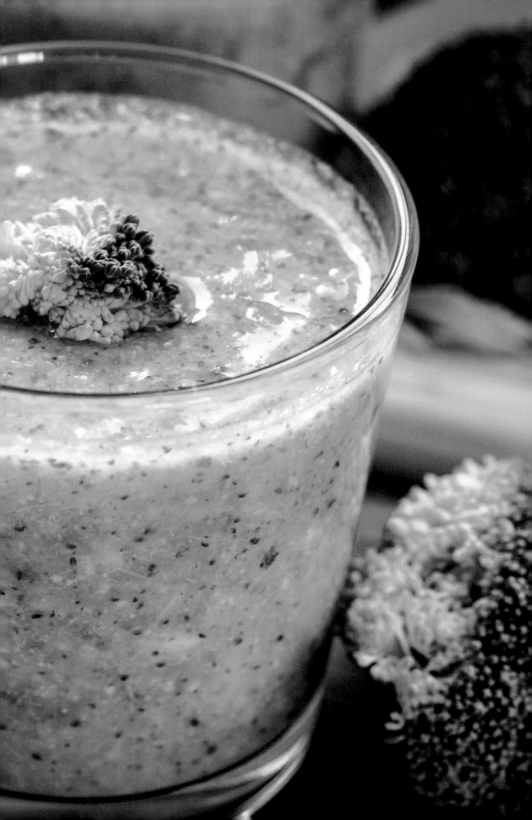

브로콜리주스

Broccoli

—

만 드 는 법

01 _ 농약 성분이 있을지 모르니 브로콜리를 식초 물에 잠시 담갔다가 깨끗이 씻는다.

02 _ 4등분으로 썬 뒤 찜기에 물을 끓이고 브로콜리를 넣어 5분 정도 찐다.

03 _ 설탕이 첨가되지 않은 무가당 요거트를 믹서에 함께 넣고 곱게 간다.

브 로 콜 리 , 왜 우 리 몸 에 좋 은 가 ?

항암효과에 뛰어난 성분 설포라판과 인돌이 함유되어 있으며 브로콜리에 포함된 풍부한 식이섬유는 유산균의 먹이로 사용되기 때문에 장내 유익균을 늘려주고 장의 활동을 원활하게 하여 대장 건강에 좋고 대장암 예방, 유방암, 위암 발생 억제에도 효과가 있다. 또한 다량의 칼슘을 함유하고 있어 골다공증과 심장병을 예방하며 비타민C 함유량이 레몬의 약 2배로 높기 때문에 피부미용 효과가 뛰어나다.

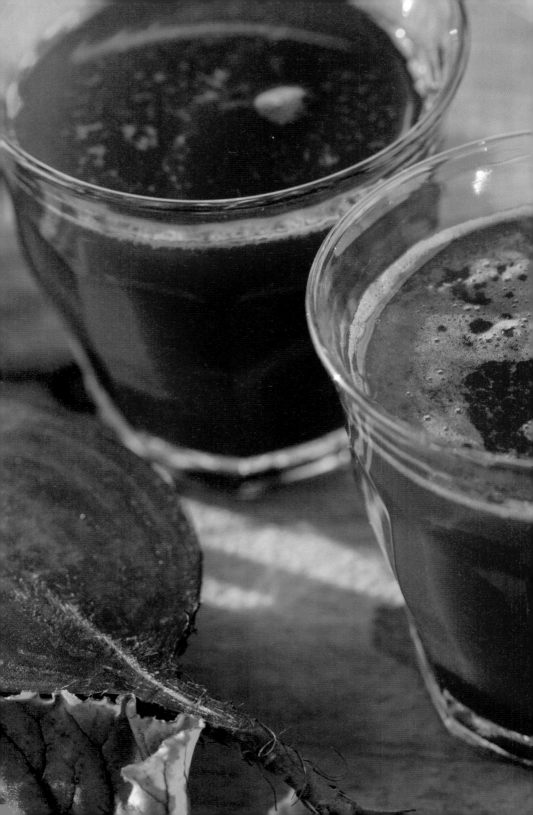

비트주스

Beet

—

만 드 는 법

01 _ 비트 반개를 준비하여 깍뚝썰기로 썰어준 뒤 찜통에 넣어 약 15분 정도 쪄준다.

02 _ 생것으로 갈아 먹어도 되지만 면역력이 약한 사람에게 복통이나 소화불량, 복부 팽만을 일으킬 수 있어 쪄서 먹는 것이 좋다.

03 _ 믹서에 넣고 재료가 물에 잠길 만큼 물을 부어준 뒤 갈아준다.

tip _ 이때 취향에 따라 사과 반 개 정도, 바나나 한 개를 함께 갈아서 먹어도 된다.

비 트 , 왜 우 리 몸 에 좋 은 가 ?

혈관에 혈전이 쌓이는 것을 억제하며 간 기능 개선과 혈액순환을 돕는다. 이 채소의 뿌리에는 풍부한 질산염이 들어 있어 질산염에 의해 생성된 산화질소가 혈관을 확장해주어 혈류량을 늘리고 그래서 혈압 강하에 도움을 준다. 미국 심장학회지 발표 자료에 의하면 하루 한 잔의 비트주스를 마시는 것은 혈압약을 먹는 것과 같은 효과가 있다고 한다. 또한 영국의 바트 런던의과대학 연구진이 발표한 자료에 따르면 비트주스를 마시면 한 시간 내에 혈압이 내려가고 그 효과는 24시간 지속된다고 할 정도로 고혈압에 효과가 뛰어나다.

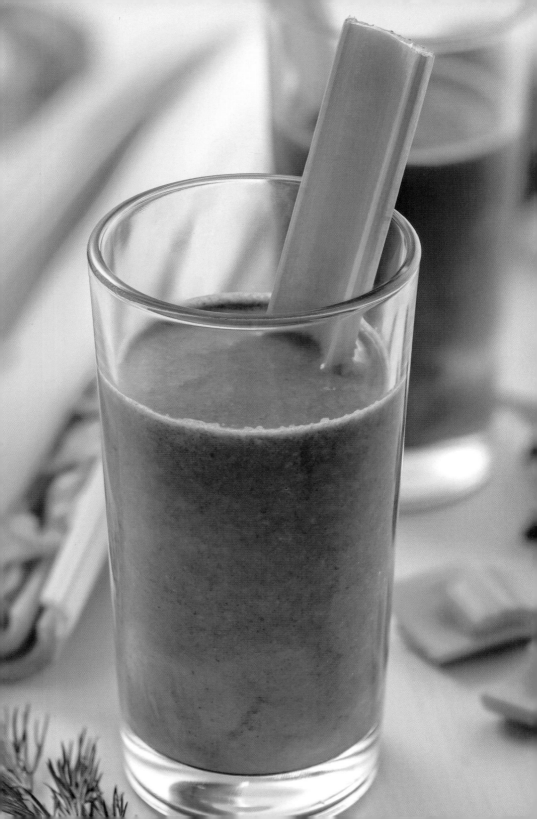

셀러리주스

Celery

—

만 드 는 법

01 _ 셀러리를 깨끗이 씻어 슬라이스해서 준비한 뒤 물을 넣고 갈아준다.

tip _ 단독주스를 만들려면 셀러리만 넣고 갈아 마시면 되는데 당근과 오이를 넣고 셀러리주스를 만들어서 먹는 경우가 많다. 이럴 때는 당근과 오이를 준비해 믹서에 잘 갈릴 수 있게 당근은 채썰기를 해주고 오이도 굵게 슬라이스를 해서 함께 갈아주면 걸쭉한 주스가 된다.

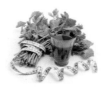

셀러리, 왜 우리 몸에 좋은가?

서양식 미나리라고 볼 수 있는 셀러리는 원래 약초로 이용되었는데 17세기 이후부터 유럽에서 채소로 재배를 시작했다. 현존하는 가장 낮은 칼로리를 가진 채소로 불용성 식이섬유를 다량 함유하고 있어 다이어트에 최고이며 이 채소에 함유된 수분과 칼륨은 우리 몸에 쌓인 나트륨을 배출하여 정상 수치로 몸을 만들어 주며 칼슘과 마그네슘이 풍부해 우리 몸을 튼튼하게 해준다.

건강한 피부와 노화방지는 물론 항산화 성분을 많이 함유하고 있어 뛰어난 항암효과와 항염작용, 항노화작용을 한다.

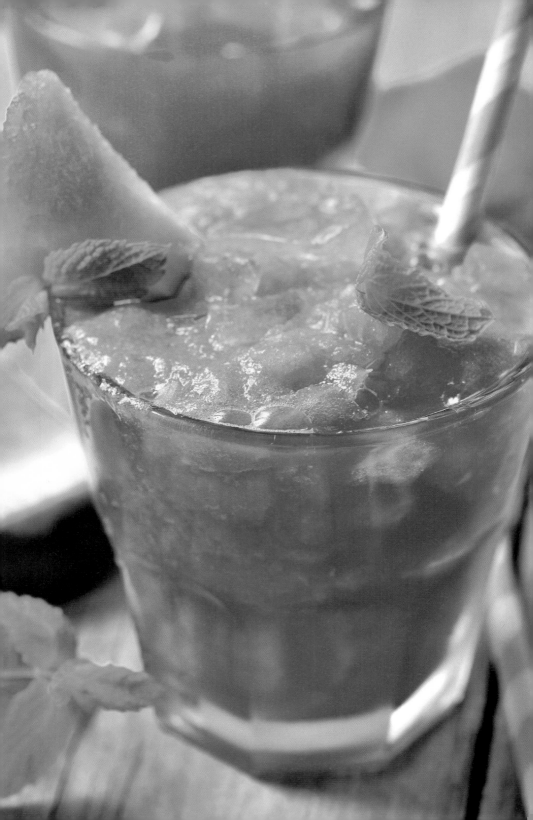

수박주스
Watermelon

—

만 드 는 법

01 _ 수박의 씨앗을 제거한 다음 속을 칼로 도려내고 적당한 크기로 자른다.

02 _ 얼음 약간과 탄산수랑 꿀을 넣어 갈아주면 된다.

tip _ 수박은 수분이 90%나 되어 농도가 약하기 때문에 농도가 걸쭉하길 바라면 바나나 한 개와 참외 한 조각을 넣어서 믹서에 갈아 마시면 된다.

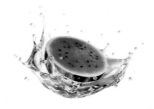

수 박 , 왜 우 리 몸 에 좋 은 가 ?

수박에 함유된 라이코펜이 항암효과를 가져오며 항산화 작용을 한다. 그리고 피부빛을 검게 하고 기미를 생기게 하는 멜라닌 생성을 억제해 주기 때문에 피부미용에 도움이 된다. 혈관기능을 개선시키며 수박에 함유된 시트룰린은 대사과정에서 발생하는 암모니아의 독성을 없애고 신화 노폐물을 제거하는 작용을 하며 신장질환으로 인한 부기를 없애는 데 도움을 준다. 수박씨는 단백질 덩어리로 식물성 기름 리놀렌산이 혈액 순환을 촉진하고 체내 콜레스테롤 수치를 낮춰서 기력을 충전 증진시킨다.

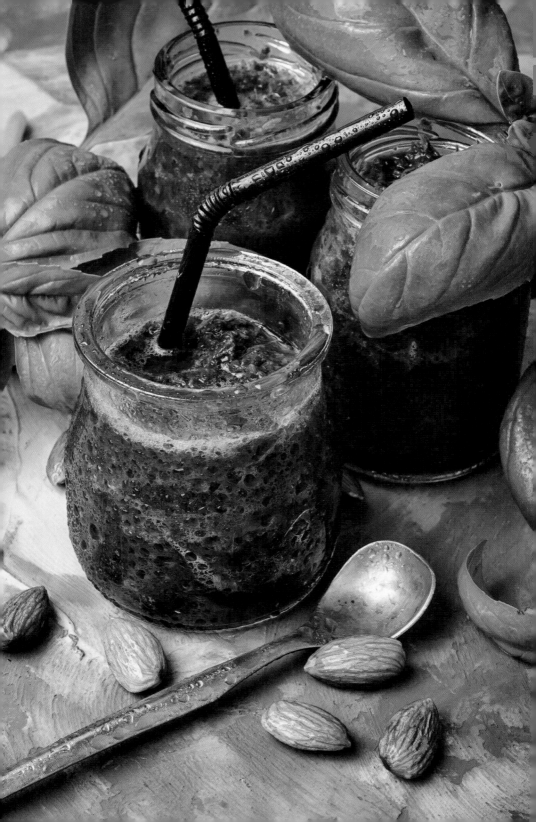

시금치주스

Spinach

—

만 드 는 법

01 _ 싱싱한 시금치 한 줌을 깨끗이 다듬어 녹즙기에 갈아주면 된다.

tip _ 생 시금치라서 풋내가 나는데 이 냄새가 싫은 사람은 사과나 바나나 반개를 함께 넣어 갈아주면 되고 거품이 생긴 것을 걷어낸 뒤 살짝 레몬을 곁들이면 마시기가 아주 편하다.

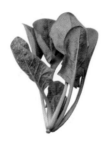

시 금 치 , **왜 우 리 몸 에 좋 은 가 ?**

항암작용을 하는 엽산과 엽록소가 다량 함유되어 있어 위암이나 대장암, 폐암 등을 억제하는 효과가 있으며 동맥경화를 자극하는 호모시스테인이라는 혈액 속 물질을 막아 심혈관 질환을 예방한다. 그리고 신경세포의 퇴화, 노화를 예방하며 기억력 감퇴와 뇌졸중 발병과 치매를 예방한다. 사포닌과 양질의 섬유소가 있어 변비에 효과적이고 칼로리가 낮고 영양소가 풍부해 다이어트 음식으로도 아주 좋다.

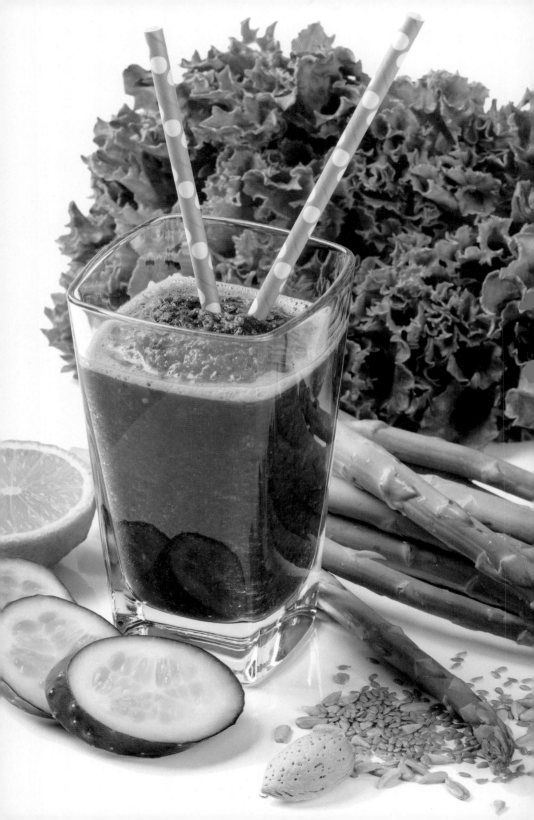

아스파라거스주스

Asparagus

—

만 드 는 법

01 _ 아스파라거스 3개와 요구르트 200ml를 준비한다.

02 _ 아스파라거스를 살짝 데치고 요구르트와 함께 갈아주면 된다.

tip _ 사과 1/4, 호두 2알 정도를 넣고 주스를 만들어 주면 먹기에도 좋고 사과 속 루틴 성분이 혈행 흐름을 개선해 주어 아스파라거스가 혈액 속 노폐물을 제거해주는 성분과 합쳐져 좋다. 또한 호두는 풍부한 비타민E가 혈액순환을 돕고 요구르트 속 유산균은 면역력 강화 효과를 나타낸다.

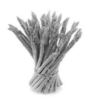

아 스 파 라 거 스 , 왜 우 리 몸 에 좋 은 가 ?

피로회복에 좋고 신장의 기능을 회복시켜 주며 활성산소를 없앤다. 간장의 기능을 원활하게 하고 아스파라긴산은 콩나물의 50배에 달한다. 비타민A가 풍부, 눈 건강에 좋고 성장기 어린아이들에게도 좋다. 숙취에 좋은 아미노산의 일종인 아스파라긴을 처음 발견한 채소에서 붙은 이름으로 단백질과 당질, 베타카로틴과 각종 비타민 성분은 물론 식이섬유, 아연, 인, 철분, 칼슘, 칼륨 등을 함유하고 있다.

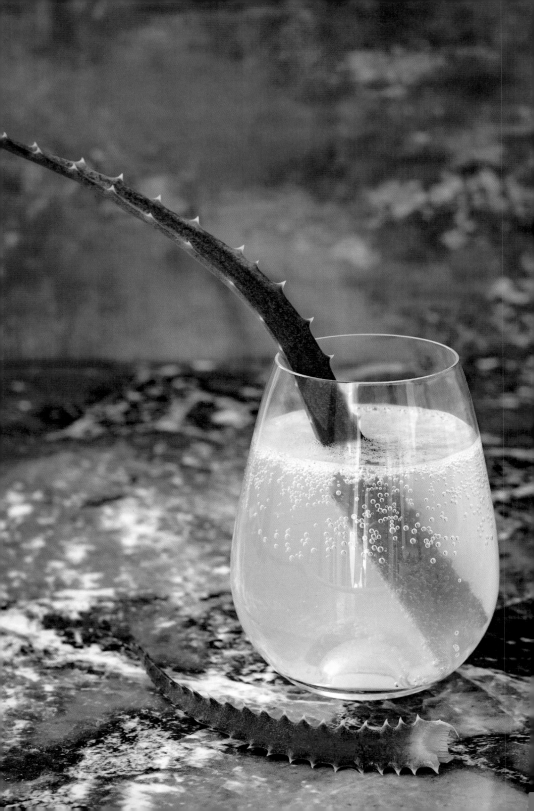

알로에주스

Aloe

—

만 드 는 법

01 _ 알로에는 껍질을 제거하고 깨끗이 씻어준 뒤 적당한 크기로 자른다.

02 _ 믹서에 자른 알로에를 넣고 요구르트 2개를 넣어 함께 갈아준다.

tip _ 기호에 따라 꿀이나 사이다를 조금 넣어도 된다.

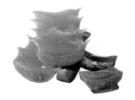

알 로 에 , **왜 우 리 몸 에 좋 은 가 ?**

알로에는 살균력이 뛰어나서 항균, 강한 항암 작용으로 돌연변이 세포를 파괴하는 효능이 있다. 세포 재생 및 피부암 효과가 있으며 자외선 과다노출로 인한 피부세포 손상을 줄여주며 면역력 강화에 도움이 된다. 변비효과가 있어 다이어트 하는 사람들에게 아주 좋은 식품이다. 또한 알로에는 혈관속 콜레스테롤을 배출하여 혈압을 정상수치로 유지시켜 주며 외출혈 및 심혈관질환 예방에 도움을 주고 혈관에 막힌 중성지질을 배출해 준다.

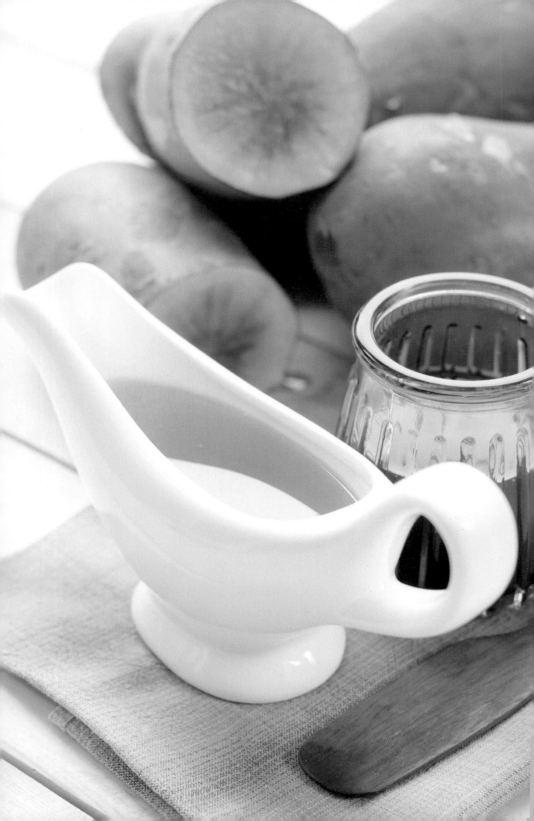

야콘주스

Yacon

—

만 드 는 법

01 _ 당분이 없는 플레인 요구르트와 야콘을 같은 비율로 믹서에 넣는다.

02 _ 프락토올리고당을 조금 넣고 갈아주면 완성된다.

tip _ 만일 소화기능이 약하다면 야콘을 삶아서 먹는 것이 좋다.

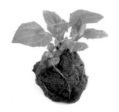

야 콘 , 왜 우 리 몸 에 좋 은 가 ?

'땅속의 배'라고 불리는 야콘은 유산균의 먹이가 되어 장정착을 돕는 프락토올리고당이 함유된 최고의 식품이다. 고구마와 비슷하게 생겼으나 참마와 배의 맛이 조화된 야콘은 자라는 모양을 보면 뚱딴지와 아주 흡사하다. 피를 맑게 하여 당뇨에 좋다. 천연다당류와 풍부한 섬유질로 구성되어 몸 안의 독소와 중금속 기타 오염물질들을 효과적으로 배출시키므로 몸 안의 각 장기가 원활한 자각운동을 할 수 있고 신속한 영양물질 투입으로 세포 활성에 도움을 주고 혈액순환과 면역력이 높아져 자연치유력이 강해져 당뇨의 근본을 해결한다. 또한 혈압조절에 효과가 있으며 동맥경화에도 좋다.

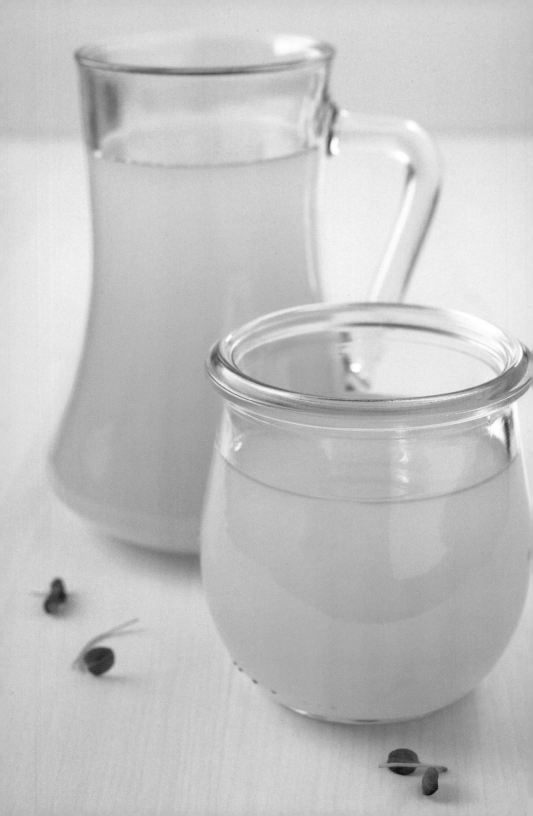

양배추주스

Cabbage

—

만 드 는 법

01 _ 양배추 200g 정도를 깨끗이 씻어 우유 200ml와 함께 믹서에 넣고 곱게 갈아준다.

tip _ 꿀 약간을 넣어주면 달고 맛이 있다.

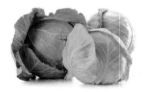

양 배 추 , 왜 우 리 몸 에 좋 은 가 ?

올리브, 요구르트와 함께 타임지가 선정한 세계 3대 식품중 하나인 양배추는 자연이 선물한 천연 위장약으로 불린다. 비타민K와 비타민C, 비타민U가 풍부하고 섬유질과 무기질 등이 풍부하여 위염이나 위궤양 완화에 도움을 주어 위건강에 뛰어난 효과가 있다. 심혈관 질환 예방과 체중감량 등에 효능이 있고 항산화, 항염, 항균작용도 탁월하다.

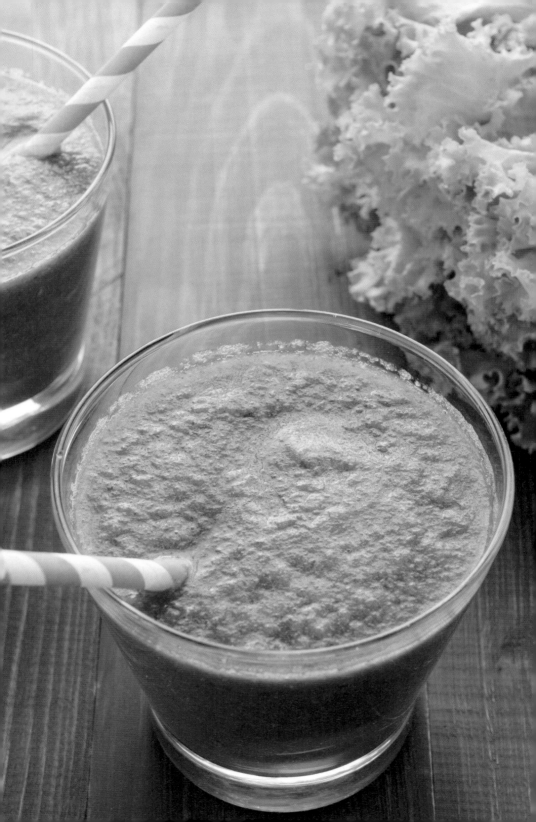

양상추주스

Lettuce

—

만 드 는 법

01 _ 양상추와 당근, 토마토를 넣고 약간 익힌 브로콜리를 함께 믹서에 넣고 갈아준다.

tip _ 양상추를 단독주스로 만들면 약간 싱거운 맛이 돈다. 기호에 따라 재료를 선택하는
것은 자유스러운 일이다. 굳이 재료에 얽매일 필요는 없다.

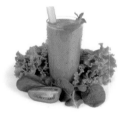

양 상 추 , 왜 우 리 몸 에 좋 은 가 ?

양상추의 줄기에 함유된 최면성분 락투세린과 락투신은 불면증을 없애고 숙
면을 취하는데 도움을 주며 심신안정과 통증을 완화한다. 엽산이 있어 임산부
에게 좋으며 함유된 비타민K는 뼈에서 칼슘이 빠져나가는 것을 막아주는 작
용을 하기 때문에 뼈 건강 유지 및 골다공증 예방에 도움이 된다. 혈액을 응고
시키고 지혈 효과가 있어 화상이나 내출혈 등을 치료하고 월경과다 증상을 예
방한다.

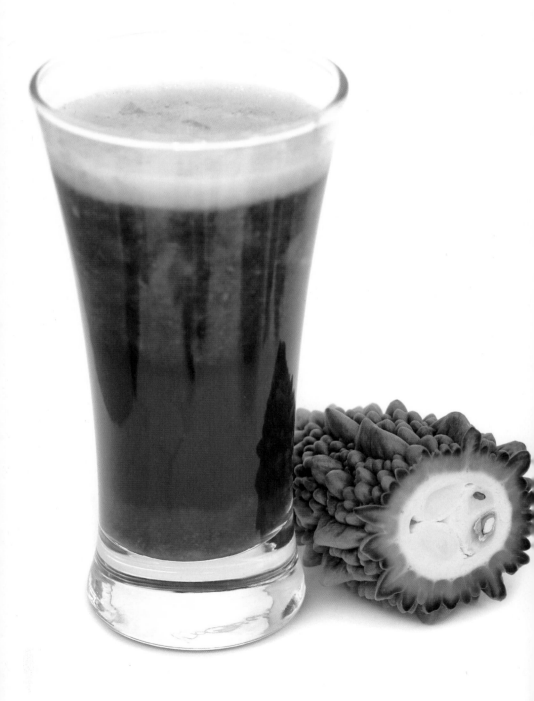

여주주스

Balsam Apple

—

만 드 는 법

01 _ 여주를 깨끗이 씻은 뒤 씨를 골라내고 적당한 크기로 자른다.

02 _ 물과 함께 믹서에 넣고 곱게 간다.

tip _ 여주는 쓴맛이 강하기 때문에 소금물에 살짝 담그면 쓴맛을 많이 줄일 수 있고 꿀을 넣거나 단맛의 과일을 섞어 섭취하면 좋다.

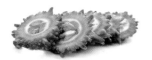

여주, 왜 우리 몸에 좋은가?

열대성 채소로서 당뇨 예방과 성인병 치료에 효과가 탁월하다. 비타민B1, 칼륨, 인, 철 등 각종 미네랄이 풍부하고 비타민C의 함량이 레몬의 두 세 배가 되며 특히 카란틴 성분은 췌장에서 인슐린을 만드는 세포활동을 왕성하게 함으로 혈당치를 낮추는 역할을 하고 모모르디신은 위작용을 도와 소화액 분비를 촉진하며 비타민B1을 함유해 피로회복이나 해열제로 효과가 높다. 당뇨환자가 아침 공복에 주스로 마시면 효과가 아주 높다.

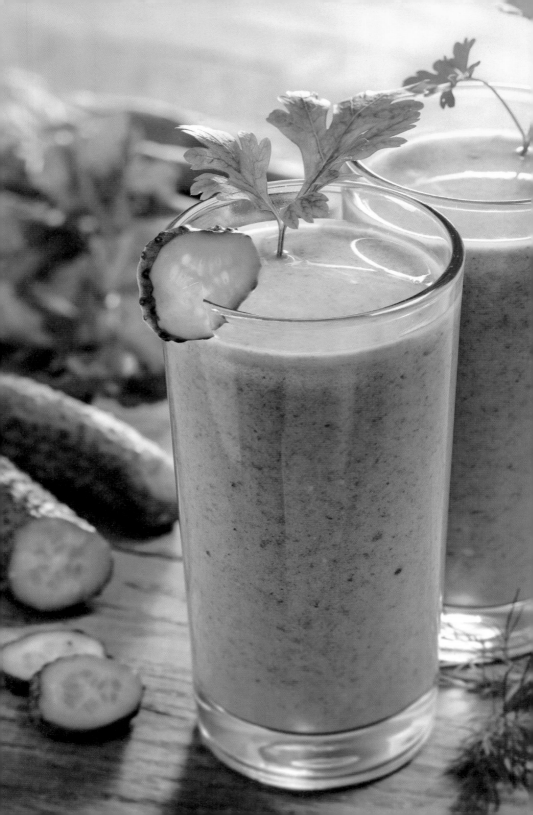

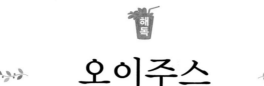

오이주스

Cucumber

—

만 드 는 법

01 _ 오이 반 개를 껍질째 씻어 적당한 크기로 썬다.

02 _ 물 반 컵과 함께 믹서에 갈아주면 된다.

tip _ 사과 반개 정도를 함께 넣고 갈아 마시면 맛도 더 좋고 영양 면에서도 도움이 된다.
　　　 아침에 바게트 빵과 함께 하면 아침 식사로도 충분하다.

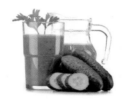

오 이 , 왜 우 리 몸 에 좋 은 가 ?

　오이는 몸속 노폐물을 몸밖으로 배출시키는 작용을 하며 대부분이 수분으로 되어 있어 건조하거나 갈증이 날 때 섭취하면 도움이 된다. 채소계의 산화방지제로도 불리는 오이는 면역력 증강과 무기력 증상을 없애준다. 식물화학 성분으로 항암 작용을 하여 암 예방에 도움이 되며 오이를 섭취하면 콜레스테롤 수치가 내려가 혈관질환 예방에 도움을 준다. 비타민E 성분이 함유되어 있어 노화 예방에도 좋고 오이로 마사지를 해주면 피부가 부드러워진다.

45

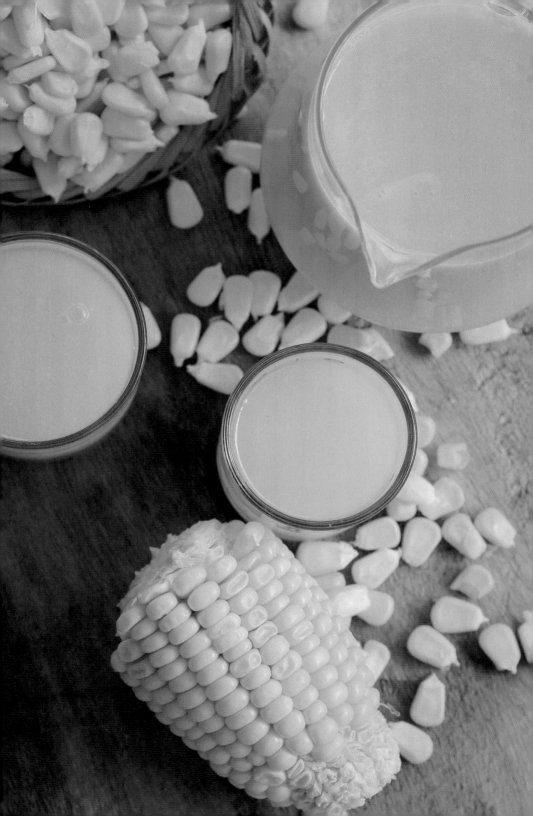

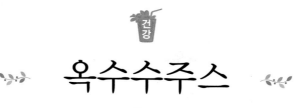

옥수수주스

Corn

—

만 드 는 법

01 _ 옥수수를 15분 정도 삶은 뒤 알맹이를 모두 딴다.

02 _ 우유나 물을 넣고 믹서에 갈아주면 된다.

tip _ 옥수수를 구하기 힘든 상황이면 옥수수 통조림을 이용하여 주스를 만들어도 된다.

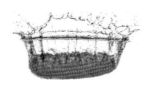

옥 수 수 , 왜 우 리 몸 에 좋 은 가 ?

옥수수에는 루테인이라는 강력한 항산화물질이 있어 우리 몸 활성산소를 제거해 노화예방에 탁월하며 혈당수치를 조절해 주는 효능이 있어 당뇨개선 및 예방에 효과적이다. 그리고 식이섬유가 많아 변비를 완화하고 장운동을 촉진하여 변비 개선에 도움을 준다. 또한 전립선비대증과 같은 질병을 완화해 준다. 옥수수염차에는 폴라보노이드 성분이 많아 혈압의 안정을 가져오고 심혈관질환 및 성인병의 방지 개선에 좋다.

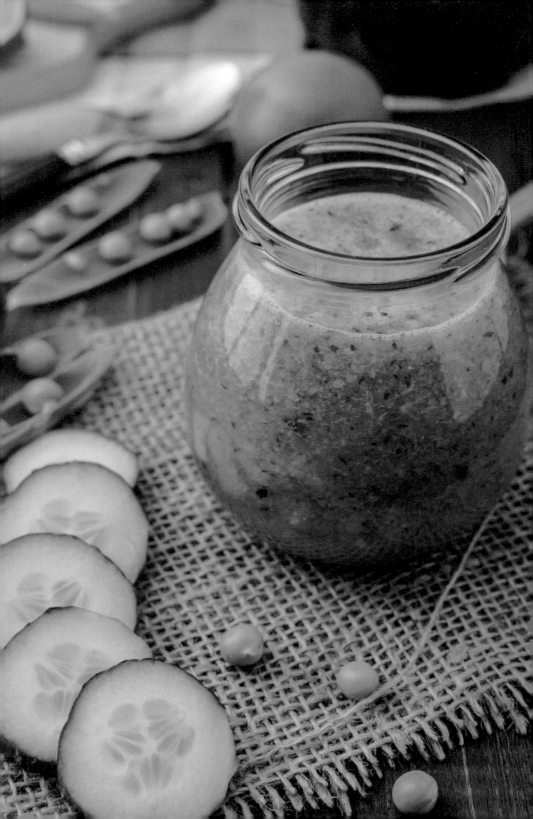

완두콩주스

Pease

—

만 드 는 법

01 _ 완두콩 한 컵을 씻어서 끓는 물에 살짝 데쳐준다.

02 _ 두유 한 컵, 소금이나 꿀을 적당량 섞어 믹서에 곱게 갈아주면 된다.

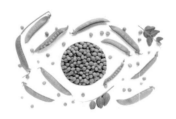

완 두 콩 , 왜 우 리 몸 에 좋 은 가 ?

콩류 중에서 식이섬유소가 가장 풍부하여 변비를 치유하고 대장암을 예방하며 동맥경화증에 효과가 있다. 간 기능을 강화해 주고 알코올의 분해를 촉진시켜 주는 기능이 있으며 칼륨과 마그네슘 같은 미네랄을 많이 포함하고 있는데 특히 칼륨은 몸속의 염분을 분해해 주는 기능이 있고 고혈압 개선에 도움을 준다. 여성에게 필요한 엽산이 풍부하여 임산부에게 좋으며 여성호르몬과 비슷한 이소플라본이 함유되어 골다공증과 동맥경화의 위험을 줄여주는 역할을 한다.

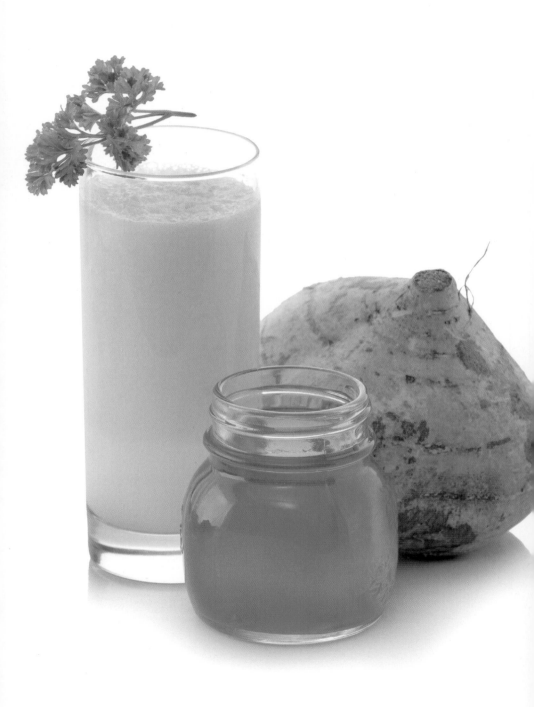

참마주스

Yam

—

01 _ 150g 정도 크기의 참마 한 개와 우유 200ml, 설탕 2큰술, 얼음 두세 개를 준비한다.

02 _ 참마는 껍질을 깎은 뒤 적당한 크기로 자르고 믹서에 우유와 설탕을 넣고 잠시 돌린 뒤 얼음을 넣고 다시 잠시 돌리면 완성된다.

tip _ 기호에 따라 바나나, 사과, 꿀 등을 첨가하여도 좋다.

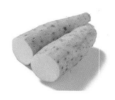

참 마 , 왜 우 리 몸 에 좋 은 가 ?

참마는 신체가 허약한 증세를 비롯하여 폐결핵, 당뇨병, 야뇨증 등에 효능이 있고 자양강장 효과는 몸 안에서 남성호르몬과 여성호르몬을 합성하는 데 중요한 역할을 하며 호르몬 감소로 인하여 발생하는 각종 질병이나 증상을 예방, 개선하는 데 도움이 된다. 사포인과 아르기닌 등 인체의 면역력을 높이는 데 도움이 되며 참마에 함유된 뮤신은 변비를 해소하고 위장의 점막을 보호, 재생하는 효과가 있어 위궤양 환자들에게 도움이 되며 저열량, 저지방 식품으로 다이어트에 도움이 된다.

51

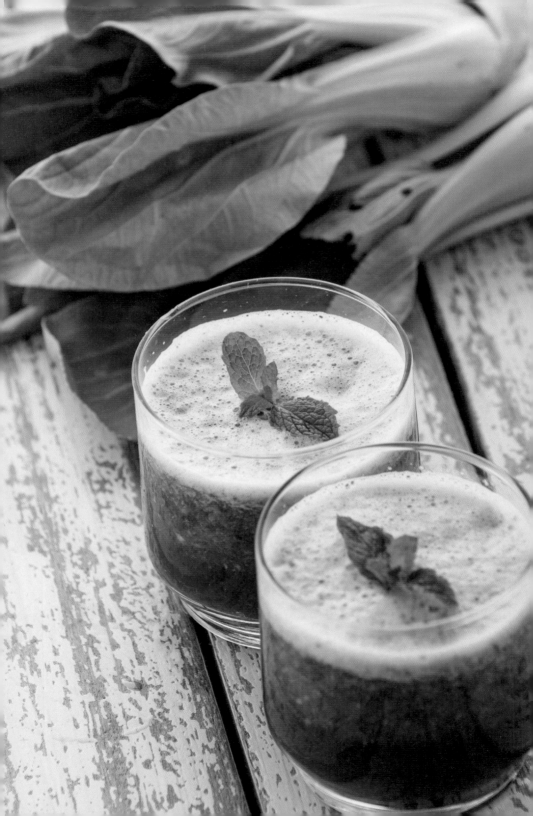

청경채주스

Pak Choi

—

01 _ 청경채 두 포기를 깨끗이 씻은 뒤 이를 믹서에 갈아 마시면 된다.

tip _ 생것이 몸에 부담이 되는 사람, 위장 장애가 있는 사람은 청경채를 한 번 푹 끓여 익혀준 뒤 이를 믹서에 갈아 마시는 것이 좋다.

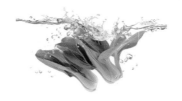

청경채, 왜 우리 몸에 좋은가?

잎과 줄기가 푸르다고 해서 붙여진 이름 청경채에는 비타민A가 있어 간의 해독을 돕는 효과와 베타카로틴이 풍부하고 칼슘이 풍부해 신체의 전체적인 면역기능을 향상시킨다. 그리고 피부의 기미나 주근깨를 예방하고 탄력 있게 만들어 주는 효과가 있다. 자양강장에 좋고 칼슘이 풍부하여 부인병, 산후 풍에 효과적이다. 인체에 필요한 무기질 성분이 10가지 이상 들어 있는 청경채를 주스로 만들어 먹게 되면 소화기능이 강화되고 체내 신진대사도 원활해진다. 그리고 항산화작용도 탁월해 암과 동맥경화, 고혈압 예방에 좋으며 시력 향상은 물론 간 기능도 강화해준다.

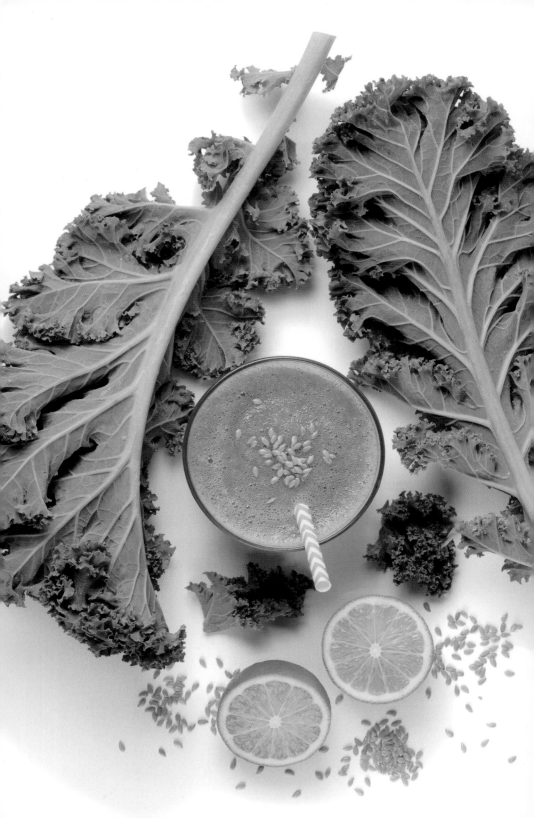

케일주스

Kale

—

만 드 는 법

01 _ 케일을 깨끗하게 씻어 물을 조금 넣고 믹서에 갈아주면 된다.

tip _ 케일은 쌉쌀한 맛이 나서 단독주스로 섭취하는 것을 꺼리는 사람이 있다. 그래서
바나나와 사과 같은 과일을 곁들여 주스를 만들어 섭취하는 것이 훨씬 부드럽다.
그러나 개인의 기호에 따라 재료를 결정할 수 있다.

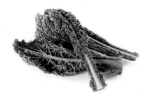

케 일 , 왜 우 리 몸 에 좋 은 가 ?

녹황색 채소 중에서 베타카로틴의 함량이 가장 높고 신의 채소라고 불리는
케일은 암세포가 성장하고 전이되는 것을 막아주어 꾸준히 섭취할 경우 암을
예방하는 데 있어서 효과를 볼 수 있다. 오메가3가 풍부하여 두뇌발달에 도움
이 되며 혈액 순환을 원활하게 해주는 성분이 많이 함유되어 콜레스테롤 제거
에 탁월한 효능이 있다. 또한 궤양을 없애주는 천연 항궤양물질인 비타민U 성
분이 들어 있어 위염이나 위 점막의 손상을 방지하고 위궤양을 완화한다. 비
타민C가 피부를 매끈하고 부드럽게 하고 자외선을 차단해 주며 미백효과도
뛰어나다.

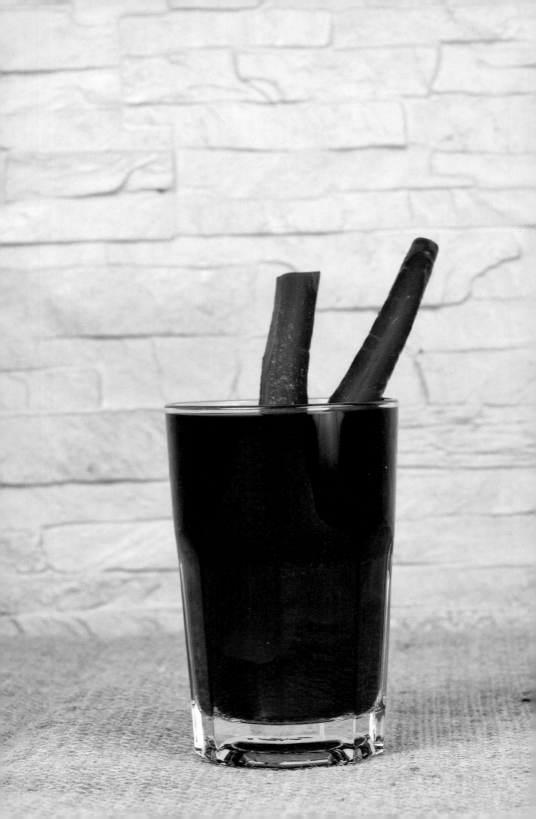

콜라비주스

Kohlrabi

—

만 드 는 법

01 _ 콜라비는 익혀서 믹서에 갈아주면 된다.

tip _ 당근이나 토마토를 첨가하고 싶으면 당근과 토마토를 함께 넣고 익힌 다음 그 모두
를 믹서에 넣고 곱게 갈아주면 된다. 채소를 넣고 끓이고 남은 물을 넣어 믹서에 갈
아주면 모든 영양소 섭취를 완벽하게 이룰 수 있다.

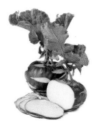

콜 라 비 , 왜 우 리 몸 에 좋 은 가 ?

샐러드나 피클 혹은 깎아서 그냥 먹는 것으로도 좋은 콜라비는 양배추와 순
무의 교잡종 채소이다. 수분과 비타민C의 함유량이 높으며 칼륨이 많이 들어
있으면서도 칼로리는 적어 혈압을 내리는 데 도움이 된다. 알칼리성인데다 섬
유소질이 많아 피로 해소와 다이어트에 효과적이다. 콜라비에는 또 클루코시
놀레이트라는 성분이 풍부하여 백혈구와 면역 단백질인 사이토카인의 조율을
통해 항암효능을 보인다고 하며 특히 간암, 유방암, 방광암 등에 효과가 좋다.
콜라비의 자색성분인 안토시아닌 역시 항산화 및 항암 효과가 있다.

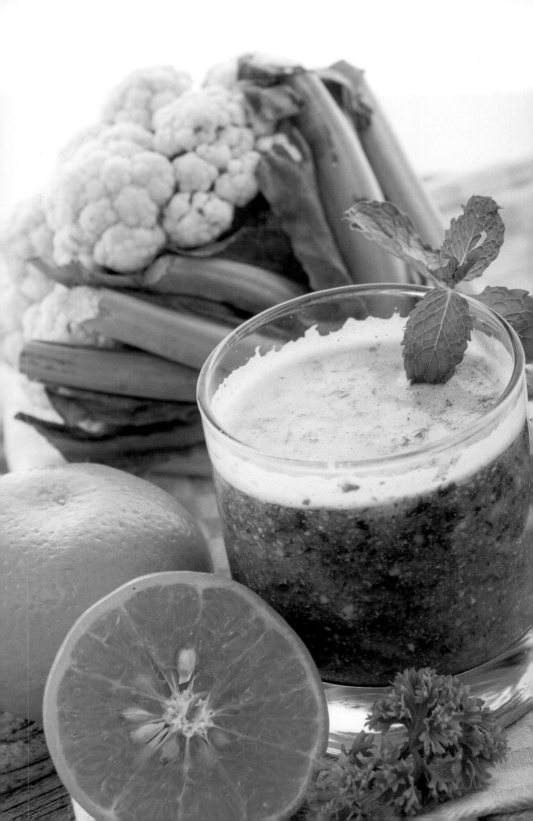

콜리플라워주스

Cauliflower

—

만 드 는 법

01 _ 샐러드에 넣어 날로 먹어도 되지만 주스로 먹을 때는 떫은맛이 강하므로 뜨거운 물에 살짝 데쳐 줄기를 제거하고 봉오리 부분만 믹서로 갈아준다.

tip _ 떫은맛을 없애기 위해 오렌지 반 개나 토마토 반 개를 넣고 갈아 마셔도 된다.

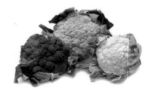

콜리플라워, 왜 우리 몸에 좋은가?

콜리플라워를 말할 때 항암효과를 빼놓을 수 없다. 콜리플라워의 설포라판이라는 성분이 암 예방을 도와주기 때문이다. 심장질환, 동맥경화, 고혈압 등 심혈관계 예방에 좋고 항산화 작용 외에 간을 강화하는 해독 기능을 활성화시키는 작용도 있어 노폐물과 유해물질의 배설을 촉진한다. 또한 비타민C가 대부분이어서 피부미용에 탁월한 효과가 있고 피부 노화를 예방하고 피부 탄력을 유지시켜 준다. 칼로리가 낮아 다이어트에 좋다.

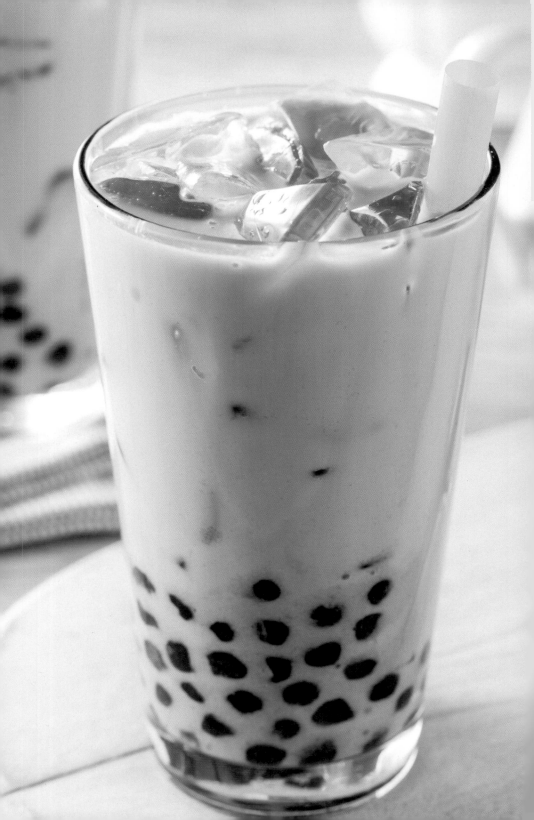

토란주스

Taro

—

만 드 는 법

01 _ 토란을 고구마처럼 쪄서 껍질을 벗긴 뒤 우유와 함께 믹서에 갈아주면 된다.

tip _ 기호에 따라 꿀이나 설탕을 첨가해도 된다.

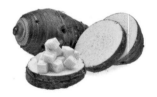

토 란 , 왜 우 리 몸 에 좋 은 가 ?

토란은 알칼리성 식품으로 위와 장의 운동을 원활하게 해 소화를 촉진시킨다. 탄수화물이 주체이지만 수분함량이 많아 칼로리가 비교적 낮고 식이섬유와 칼륨을 많이 함유하고 있으며 비타민, 미네랄 등도 많이 함유하고 있다. 설사나 위염, 배뇨곤란, 생리불순에 효과가 있으며 카모마일과 섞어서 근육통이 있을 때 찜질을 하기도 하고 열이 날 때 사용하기도 하고 피부를 보호하기 위해 팩으로 만들어 사용하기도 한다. 변비 개선과 피로회복에도 효과가 뛰어나다.

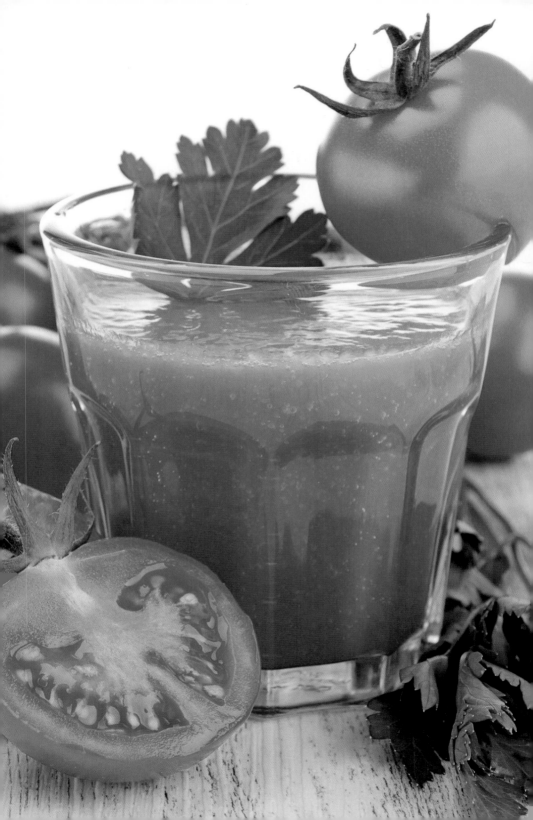

토마토주스

Tomato

—

만 드 는 법

01 _ 토마토의 꼭지를 딴 뒤 물에 깨끗이 씻는다.

02 _ 토마토 위쪽에 십자로 칼집을 낸 후 끓는 물에 약 30초 정도 데치고 찬물에 헹군다.

03 _ 껍질을 벗긴 뒤 듬성듬성 썰어 믹서에 곱게 갈아준다.

tip _ 생주스로 만들 때에는 익히는 과정을 생략하고 만들면 된다.

토 마 토 , 왜 우 리 몸 에 좋 은 가 ?

토마토는 비타민과 무기질 공급원이다. 항산화 물질을 함유하고 있어 뇌졸중과 심근경색을 예방하고 혈당을 떨어뜨리며 암을 예방한다. 토마토의 빨간색은 '카로티노이드'라는 물질 때문인데 특히 '라이코펜'의 주성분이다. 라이코펜은 노화의 원인이 되는 활성산소를 배출시켜 세포의 젊음을 유지시킨다. 남성의 전립선암, 여성의 유방암, 소화기계통의 암을 예방하는 데 효과가 있다. 또한 토마토에 들어 있는 '루틴'은 혈관을 튼튼하게 하고 혈압을 내려 고혈압 환자에게 좋다. 열을 가하면 라이코펜이 토마토 세포벽 밖으로 빠져나와 우리 몸에 잘 흡수된다. 그래서 생으로 먹는 것보다는 열을 가해 조리해서 먹는 것이 좋다.

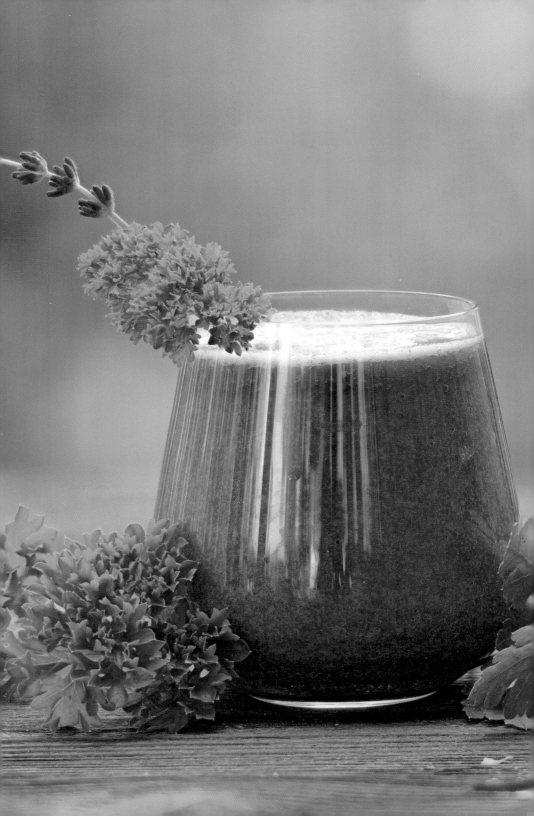

파슬리주스

Parsley

—

만 드 는 법

01 _ 파슬리를 깨끗하게 씻어 한 줌 가량을 물 300ml를 믹서에 넣고 갈아준다.

tip _ 향을 부드럽게 하고 먹기 좋게 하려면 레몬을 첨가하면 되는데 보통의 것 한 개면 된다. 레몬의 껍질은 벗겨내고 씨를 빼낸 다음 곱게 갈아준다.

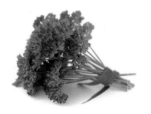

파슬리, 왜 우리 몸에 좋은가?

파슬리에는 비타민C가 풍부하고 철과 칼슘, 마그네슘, 살균작용을 하는 엽록소도 풍부하다. 식욕증진과 위와 장의 활성화, 이뇨촉진, 시신경에 효과가 좋다. 그리고 신장, 방광, 요도관의 감염증에 탁월하며 노이로제 방지와 개선, 철분의 함량이 높아 빈혈을 예방하고 피로회복을 빠르게 한다. 그리고 갑상선과 난소 호르몬 장기의 기능을 정상화시킨다.

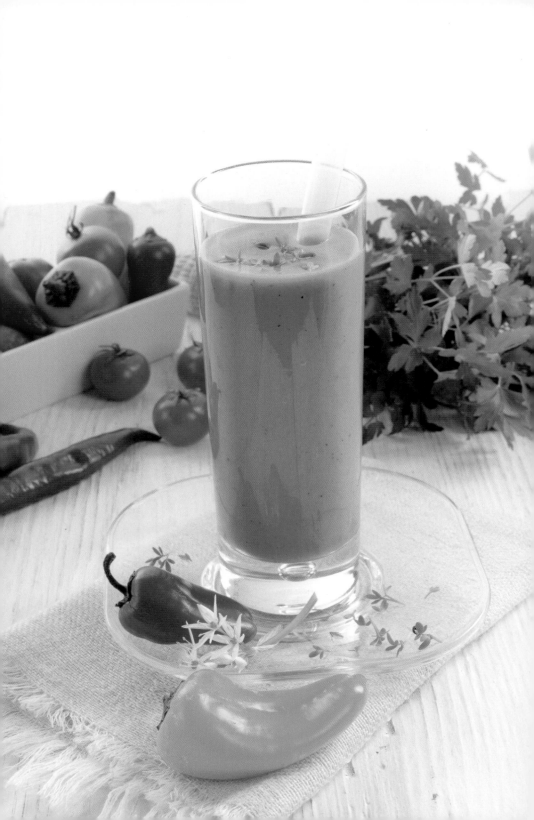

파프리카주스

Paprica

—

만 드 는 법

01 _ 깨끗이 씻어서 꼭지와 속씨를 제거한 다음 적당한 크기로 잘라주고 믹서에 요구르트 한 컵과 함께 곱게 갈아준다. 목넘김이 좋으려면 체에 걸러서 마시면 된다. 아이들에게 마시게 할 때도 체에 걸러 주면 좋다.

tip _ 취향에 따라 꿀이나 물엿 한 스푼 정도를 넣어도 된다.

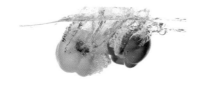

파 프 리 카 , 왜 우 리 몸 에 좋 은 가 ?

리코펜 성분이 풍부하게 함유되어 있어 몸속의 활성산소를 제거하고 항산화 효과로 인해 노화예방에 좋은 효과를 나타낸다. 저열량 식품으로 유기질 및 각종 영양분이 풍부하게 함유되어 지방분해 및 체중감량을 위해 다이어트를 하는 사람들에게 효과가 있다. 특히 여성들의 경우에는 매달 생리적인 현상으로 철분부족현상이 나타나는데 수시로 섭취하면 철분을 보충하면서 빈혈을 예방하고 비타민A, C와 미네랄이 다량 함유되어 있어 면역력 향상에 좋은 효과가 있다.

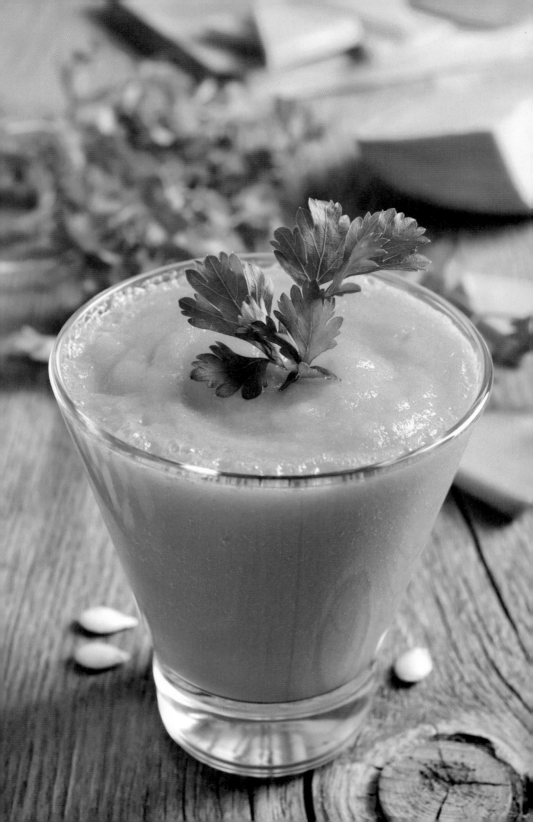

호박주스

Pumpkin

—

만 드 는 법

01 _ 호박을 준비해서 씨를 제거한 뒤 적당한 크기로 잘라 물을 약간 붓고 푹 삶아준다.

02 _ 믹서에 물을 붓고 함께 곱게 갈아 꿀이나 설탕을 타서 마시면 된다.

tip _ 건강을 위하려면 설탕보단 꿀이 더 낫다.

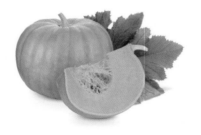

호박, 왜 우리 몸에 좋은가?

혈압을 낮춰주며 천식에 효과적이다. 머리를 좋게 하는 레시틴, 필수아미노산이 다량 함유되어 있고 칼로리가 낮아 여성들에게 다이어트식품으로 그만이다. 전분이 풍부하여 소화흡수가 잘 되고 당질과 비타민A 함량이 높다. 식이섬유가 풍부하여 체온을 높이고 면역력 강화에 도움이 되며 식물성 오메가3가 풍부해 감기나 각종 호흡기 질환으로부터 폐를 보호해 주며 연골을 강화하여 관절염에도 효과적이다.

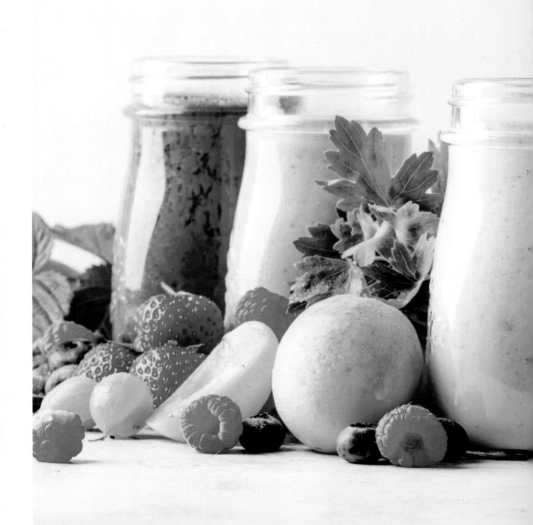

2

과일주스

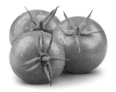

F R U I T

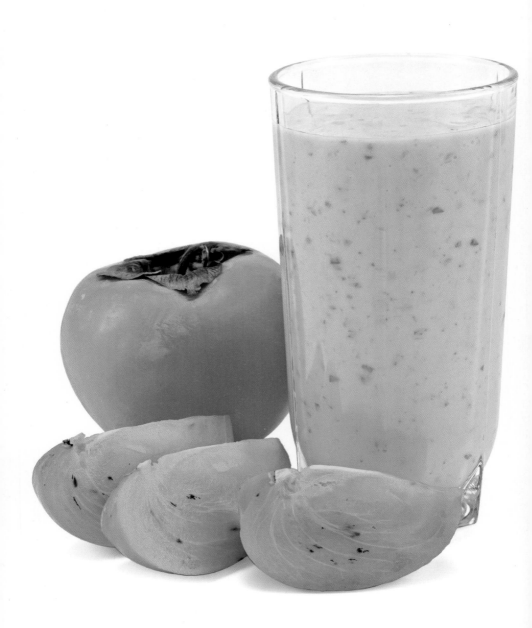

감주스

Persimmon

—

만 드 는 법

01 _ 홍시를 준비하여 껍질을 벗기고 씨를 제거해 과육만 남긴다.

02 _ 요구르트와 함께 믹서에 갈아주면 상큼한 감주스가 된다.

tip _ 재료를 첨가한다면 파인애플을 조각내어 함께 갈아주면 되고 견과류를 넣어주려
면 호두가 알맞다. 호두는 뜨거운 물에 불려 껍질을 벗겨낸 뒤 함께 갈아준다.

감, 왜 우리 몸에 좋은가?

감의 주성분은 당질로 포도당과 과당이 많이 들어 있다. 비타민C와 A, 칼륨
과 마그네슘, 탄닌이 풍부하여 고혈압을 예방하고 혈중 알코올의 상승률을 낮
춘다. 멀미 예방에도 뛰어난 효과가 있고 몸의 저항성을 길러주며 점막을 튼
튼하게 해주어 꾸준히 먹게 되면 감기를 예방할 수 있다. 열매는 물론이거니
와 꼭지부분도 뛰어난 약효를 가지고 있는데 매일 섭취하면 당뇨 예방에도 좋
고 감잎차는 신진대사를 원활하게 해주고 고혈압이나 동맥경화의 예방에도
효과가 있다.

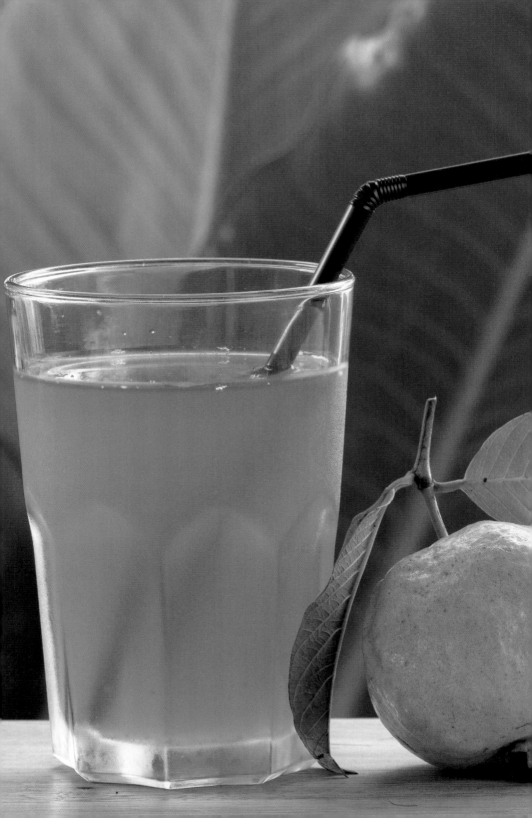

구아바주스

Guava

—

만 드 는 법

01 _ 혹시 모를 껍질의 농약을 씻기 위해 소금물에 잠시 담갔다가 깨끗하게 씻는다.

02 _ 껍질째 믹서에 통째로 갈아주면 된다.

tip _ 맛이 달달하여 굳이 단맛을 첨가할 필요가 없지만 그래도 좀더 단 것을 원하는 사람은 꿀이나 설탕을 첨가하여 마신다.

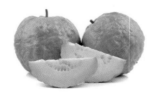

구 아 바 , 왜 우 리 몸 에 좋 은 가 ?

풍부한 칼륨은 나트륨의 배출을 촉진하여 부종을 방지하는 데 도움이 될 수 있고 각종 노폐물을 배출하며 고혈압을 예방하는 데 도움이 된다. 철분 함량이 높아 노화방지와 빈혈, 변비에 효과가 있다. 과일과 채소를 섭취해야 하는 가장 큰 이유는 비타민과 무기질 등 부족한 5대 영양소를 보충하는 의미도 있지만 식이섬유 섭취로 장내 유익 균의 활성화와 변비예방에도 그 목적이 있다. 또한 비타민C가 풍부하여 우리 몸의 항암기능을 증진시키면서 피부를 좋게 만들고 면역력을 증진시키는 효과가 있다. 다이어트 시 적당히 섭취하면 도움이 된다.

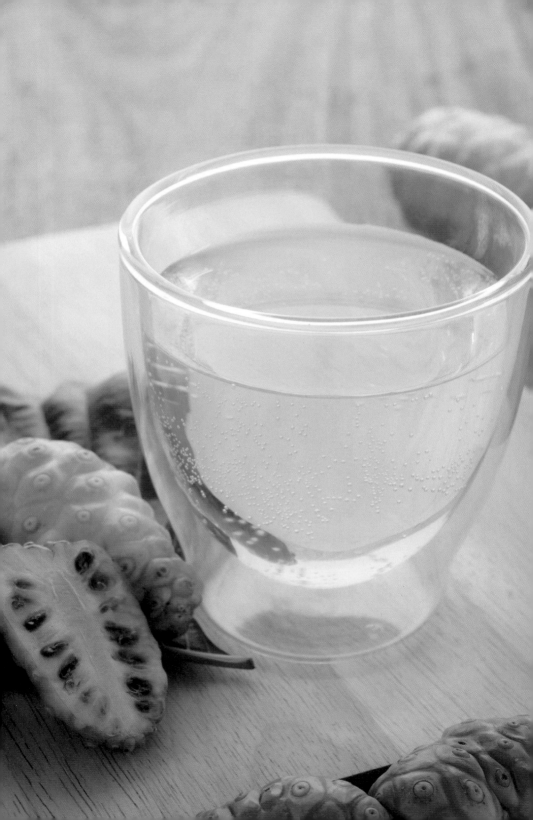

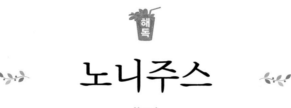

노니주스

Noni

—

01 _ 노니를 적당한 크기로 자른 뒤 노니 특유의 향으로 인해 먹기 힘들다면 요구르트나 꿀, 물을 섞어 믹서에 갈아주면 된다.

tip _ 유기농 착즙 주스를 만들려면 다른 어떤 첨가물 재료는 넣지 않는 것이 좋다. 만일 노니를 구하기 힘들면 원액을 타서 만들면 되고 역시 요구르트나 꿀, 물을 희석해서 마시면 된다.

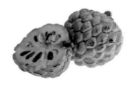

노 니, 왜 우 리 몸 에 좋 은 가 ?

서양의 산삼으로 알려진 노니열매는 면역력을 높이는 데 좋으며 항암 예방, 염증완화 그리고 간 기능 증진 및 피부미용에 좋다. 칼슘, 비타민 등 약 140여 가지의 영양성분이 면역력 강화에 도움을 준다. 또한 200여 종의 피토케미컬이 풍부해 항노화 효과가 탁월하다. '동의보감'에서는 '기운이 바다로까지 뻗친다'고 해서 노니를 해파극이라 불렀고 기력증진과 원기회복에 도움을 준다고 나와 있다.

77

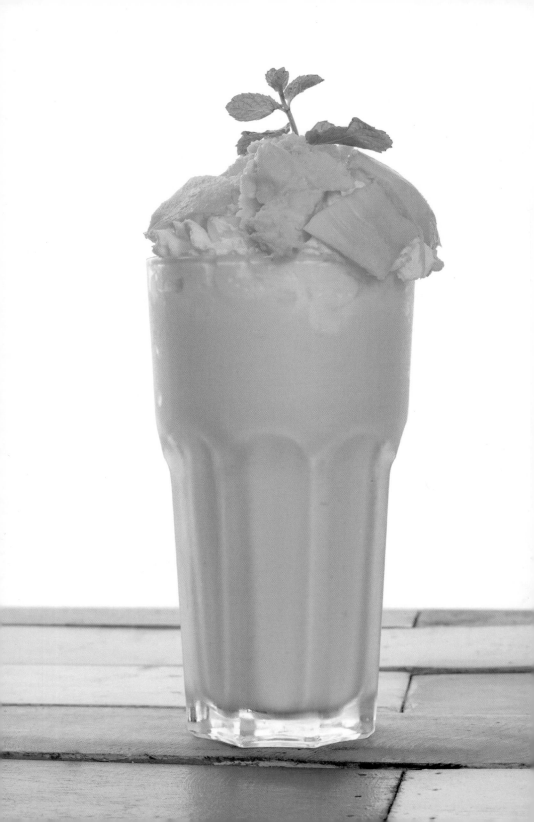

두리안주스

Durian

—

01 _ 칼로 반을 가르면 껍질을 손으로 쉽게 벗겨낼 수 있다.

tip _ 냄새는 고약하지만 한 번 맛을 들이면 계속 찾게 되는 이 과일을 주스로 만들려면
우유를 넣거나 요구르트를 넣고 향긋한 과일을 함께 섞어 만드는 것이 좋다. 그러
나 이 과일 맛에 익숙한 사람은 그대로 마셔도 거부감을 느끼지 못한다.

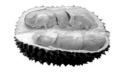

두 리 안 , 왜 우 리 몸 에 좋 은 가 ?

껍질에 굵은 가시가 돋아 도깨비방망이처럼 보이는 이 과일은 썩은 냄새가
지독해 비위가 약한 사람은 먹기 힘들지만 맛을 들이면 헤어나오지를 못한다.
'지옥 같은 향기에 천국 같은 맛'이라고 표현한 이 과일은 과일의 왕자라고 불
릴 정도로 맛이 뛰어나며 당분이 높아 포도당을 빨리 공급하여 원기회복을 시
킨다. 비타민C와 콜라겐이 들어 있어 피부를 탄력 있게 만들어 주며 과육에는
항산화 물질이 풍부하고 마그네슘이 풍부하여 당뇨를 예방하고 치료하는 데
효능이 있다. 그러나 과일 중 열량이 높아 너무 많이 섭취하면 오히려 해가 될
수 있고 다이어트에는 좋지 않다.

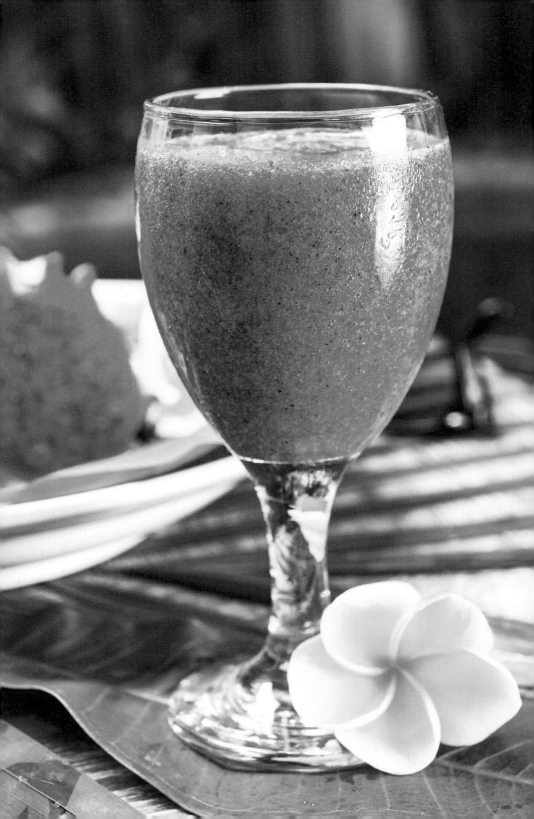

드레곤주스

Dragon Fruit

—

만 드 는 법

01 _ 바나나껍질처럼 벗겨지는 껍질을 벗겨낸다.

02 _ 요구르트나 꿀, 과일 등과 같이 섞어 믹서에 갈아 마신다.

tip _ 선인장 열매인 드레곤은 우리말로 용과라 하고 영어권에서는 파타야라고 불리는
데 무화과나 키위처럼 식감이 살아있고 달콤새콤한 맛이 가장 큰 특징이다.

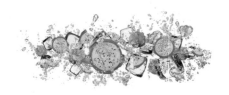

드 레 곤 , 왜 우 리 몸 에 좋 은 가 ?

생김새가 용비늘과 같고 빨간 부분이 용이 여의주를 물고 있는 모습과 같다
고 하여 용과라 이름 붙여졌다. 칼륨이 아주 높고 비타민C가 풍부하여 고혈압
등 혈관계 질환을 예방해 주고 면역력 강화에 도움이 된다. 비타민과 미네랄
뿐만 아니라 노화방지에 도움이 되는 안토시아닌과 섬유소가 다량으로 함유
되어 피부미용과 다이어트에 도움이 된다. 주로 베트남 등에서 수입했지만 우
리나라 제주도에서도 생산이 되어 구하기가 훨씬 수월해졌다.

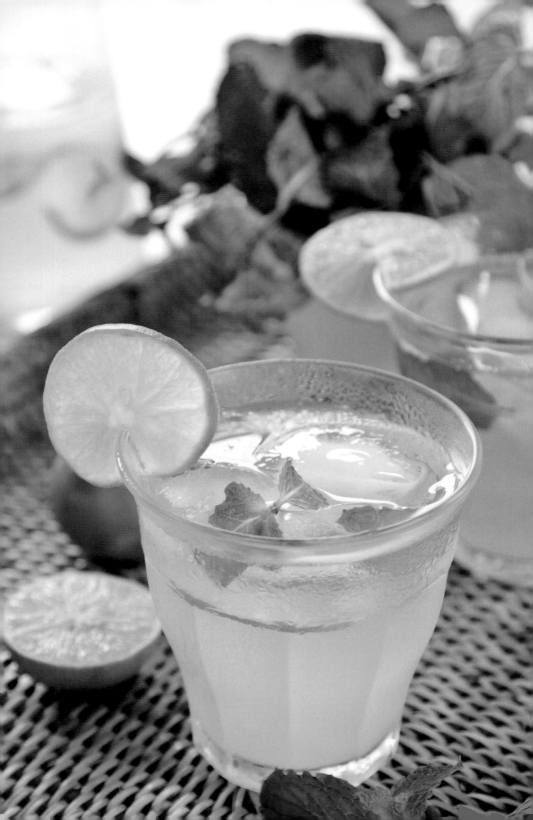

라임주스

Lime

—

만 드 는 법

01 _ 신맛과 새콤달콤한 맛이 나는 라임 한 개를 준비한다.

02 _ 껍질을 벗기고 탄산수 한 컵 정도를 함께 믹서에 넣어서 갈아주면 된다.

tip _ 시원하게 마시려면 얼음을 넣어 함께 갈아주면 된다. 라임을 구하기 어려우면 마트에서 라임 농축액을 사서 물에 타서 마시면 된다.

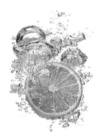

라 임 , 왜 우 리 몸 에 좋 은 가 ?

라임은 구연산이 풍부하고 비타민C가 많아 괴혈병 치료에 도움이 된다. 또한 항산화 물질이 풍부하게 함유되어 있어 노화를 예방하고 각종 성인병을 예방하는 데 도움을 준다. 항균작용을 하며 칼륨이 풍부하여 나트륨과 칼륨 균형을 이루는 과정에서 나트륨 성분을 배출시켜 혈행을 개선하여 고혈압이나 혈관성 질환을 예방하는 데 도움을 준다. 칼로리가 낮아 체중 감량에 도움이 되며 뼈 건강, 빈혈 예방 등의 효능을 기대할 수 있다.

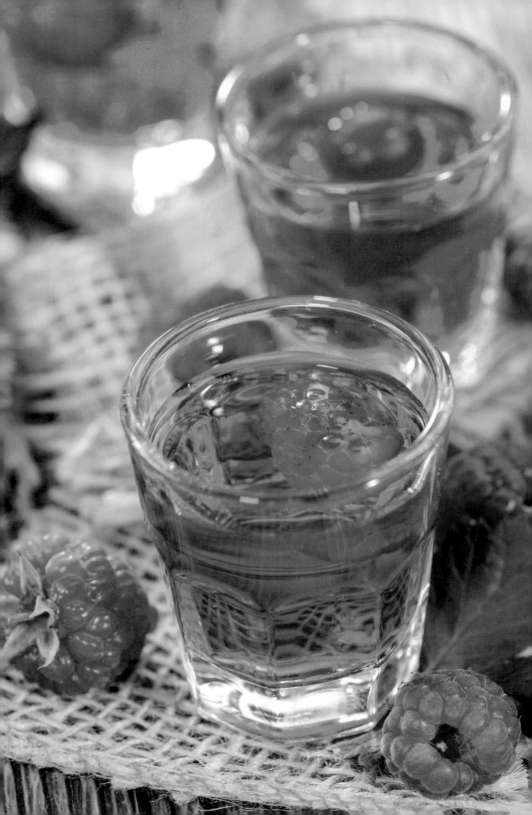

라즈베리주스

Raspberry

—

만 드 는 법

01 _ 라즈베리를 깨끗이 씻어 약간의 우유와 함께 믹서에 넣어 곱게 갈아준다.

02 _ 꿀과 설탕을 조금 넣어도 된다.

tip _ 청포도를 넣어 함께 주스를 만들면 더욱 맛있다.

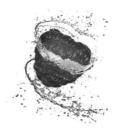

라 즈 베 리 , 왜 우 리 몸 에 좋 은 가 ?

안토시아닌이 함유되어 활성산소 제거를 통한 노화방지, 성인병 예방 효과, 혈관 건강 개선, 눈 건강에 좋으며 항암효과가 있고 특히 심장 건강에 좋다. 그리고 피부미용에 도움이 되며 소염효과가 있어 피부 트러블을 완화한다. 라즈베리의 식이섬유는 장환경을 개선시키고 콜레스테롤을 흡수 억제하며 혈당이 급격하게 올라가는 것을 방지하고 변비해소, 알츠하이머 예방 등의 효능이 있다.

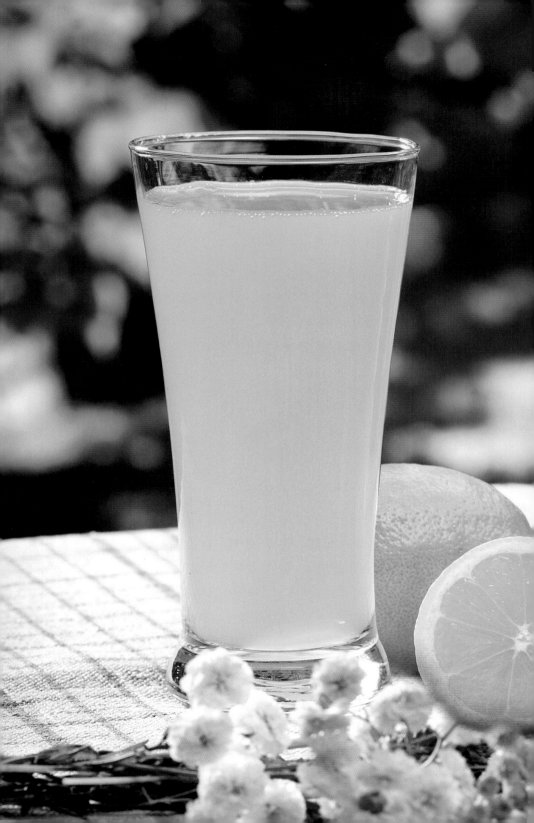

레몬주스

Lemon

—

01 _ 레몬의 껍질을 벗기고 신맛이 강하기 때문에 탄산수와 설탕시럽을 넣거나 꿀을 넣어 믹서에 함께 갈아준다.

tip _ 취향에 따라 꿀이나 물엿 한 스푼 정도를 넣어도 된다.

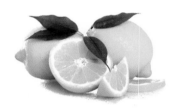

레 몬, 왜 우 리 몸 에 좋 은 가 ?

레몬은 알칼리성 식품으로 향이 좋다. 다양한 영양분이 골고루 함유되어 있으며 펙틴 성분은 몸속의 나쁜 콜레스테롤을 없애주고 혈관을 깨끗하게 해주어 심혈관계질환을 예방하는 효과가 있다. 구연산과 비타민C 성분은 체내에 쌓여 있는 노폐물을 배출시켜주고 피로를 회복시켜주는 효과가 뛰어나다. 레몬의 강한 산성은 치아미백 효과와 구취제거에 탁월하고 구내염이나 잇몸출혈, 치아통증 완화에 효과적이다.

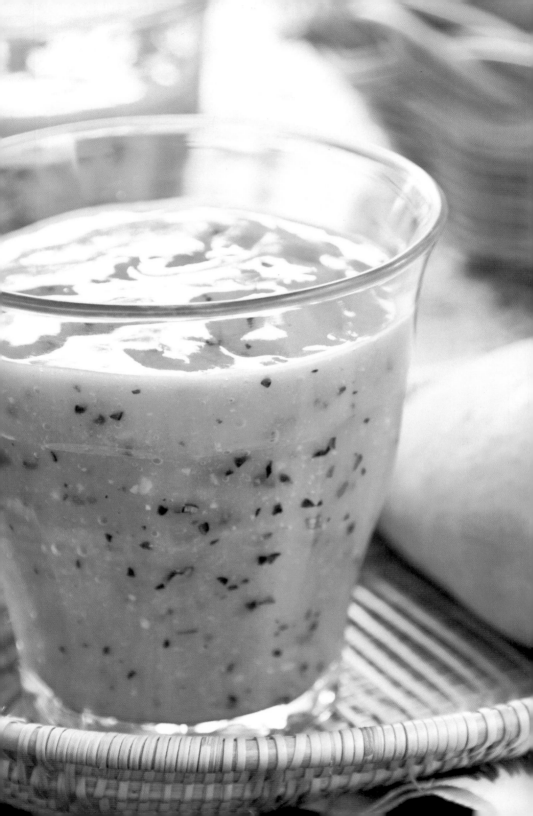

망고주스

Mango

—

01 _ 망고의 껍질을 벗기고 과육을 믹서에 생수와 함께 넣고 곱게 간다.

tip _ 생수 대신 우유나 요구르트를 넣고 만들어도 좋다.

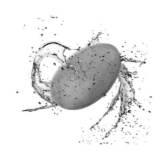

망고, 왜 우리 몸에 좋은가?

망고에는 당분과 다량의 비타민A, B, C가 함유되어 있다. 부드러운 과육과 달콤한 맛에 영양까지 풍부하여 과일의 왕이라고 불린다. 노화 촉진의 원인이 되는 활성산소를 제거해 주는 베타카로틴과 알파카로틴과 같은 식물 특유의 항산화 물질이 풍부하고 플라로이드는 물론 각종 미네랄이 풍부하여 피로회 복과 면역력 강화, 빈혈 예방 등 건강관리에 뛰어난 효능이 있다. 그리고 결장 암, 유방암, 백혈병, 전립선암과 같은 각종 암 예방에 도움이 된다.

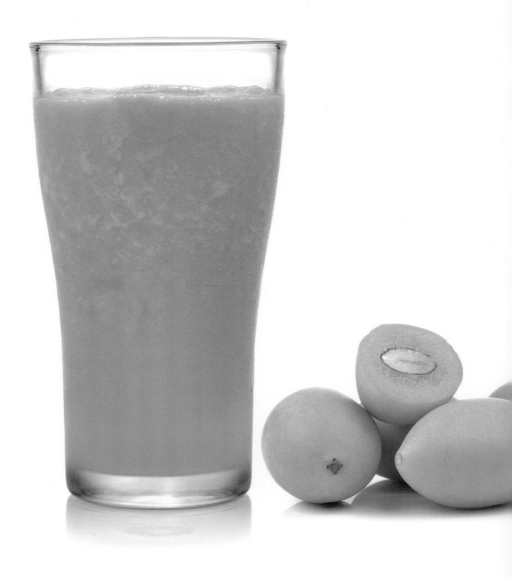

매실주스

Plum

—

만 드 는 법

01 _ 매실을 씻어서 씨를 빼고 강판에 갈거나 믹서에 갈아 마시면 된다.

02 _ 오래 먹으려면 가제에 걸러 냄비에 넣고 저어가며 약한 불에서 서서히 끓여준다.

03 _ 2시간 정도 지난 후 액체가 갈색이 되면 불에서 내려 식힌다.

04 _ 냉장보관하며 마시고 싶을 때 꿀이나 설탕을 타서 마시면 된다.

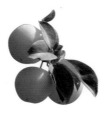

매 실 , 왜 우 리 몸 에 좋 은 가 ?

매실에는 시트르산이 풍부해 뭉친 근육을 풀어주고 위산이 과하게 나오는 증상을 정상화시켜 소화가 잘 안 되는 사람들은 꾸준히 매실을 섭취하면 좋다. 또한 매실에 다량 함유된 카테킨산은 장속의 유해 세균 번식을 억제하는데 도움을 준다. 피크린산이라는 독성물질을 제거해 주는 성분이 있고 산성화된 혈액을 중화시켜주는 데 도움을 준다. 칼슘성분과 시트르산이 결합해 체내 칼슘 흡수율을 높여 칼슘이 부족한 갱년기, 폐경기 여성들에게는 큰 도움이 된다.

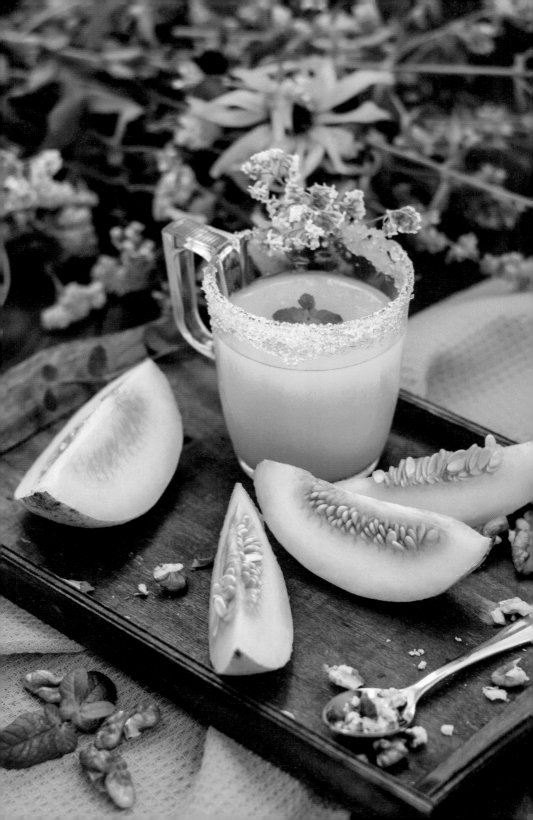

멜론주스

Melon

—

01 _ 멜론을 깨끗하게 씻어 씨를 뺀 다음 물을 약간 넣고 믹서에 갈아주면 된다.

02 _ 시원하게 마시려면 얼음 몇 개를 넣어 함께 갈아주고 바나나 또는 수박을 넣고 함께 갈아주면 식감이 더욱 좋아진다.

tip _ 멜론은 후숙 과일이어서 꼭지가 싱싱한 걸 골라 4~5일 정도 숙성시켜 먹어야 달콤하고 부드러운 맛을 볼 수 있다.

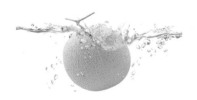

멜론, 왜 우리 몸에 좋은가?

호박, 오이와 같은 박과의 식물 멜론은 항산화 성분인 베타카로틴이 풍부하여 인체에 해로운 활성산소를 제거해 준다. 비타민A가 들어 있어 눈에도 좋으며 나트륨을 배출하는 데 도움을 주어 혈압을 낮추고 혈행을 개선한다. 식이섬유가 풍부하여 소화는 물론 수용성 식이섬유인 펙틴이 다량으로 함유되어 있어 변의 양을 늘리고 부드럽게 해주는 작용이 있어 변비를 예방하거나 개선하는 데 탁월한 효과가 있다.

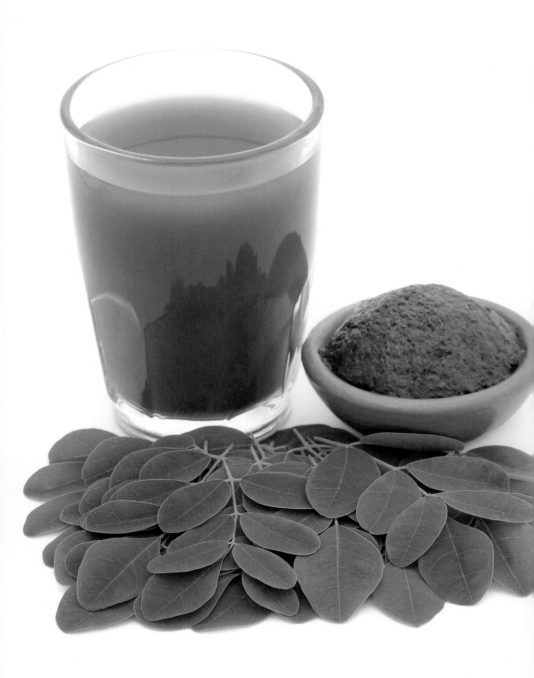

모링가주스

Moringa

—

만 드 는 법

01 _ 모링가 가루, 잎 분말을 구입하여 한 스푼 물에 타서 마시면 된다.

tip _ 기호에 따라 과일즙을 타서 마시기도 하고 꿀을 약간 넣어서 마시기도 한다.

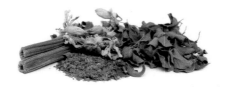

모 링 가 , 왜 우 리 몸 에 좋 은 가 ?

인도가 원산지인 모링가는 나무 전체를 먹을 수 있어 효율이 뛰어나고 인도의 산삼이라고 불릴 정도로 다양한 효능을 가지고 있다. 기적의 나무, 치유의 나무라 일컬어지는 모링가에는 미네랄과 비타민, 칼슘, 폴리페놀, 단백질에 이르기까지 다양한 영양소가 들어 있는데 특히 칼륨이 풍부해 노폐물 배출에 도움이 되며 혈당을 낮추는 성분이 있어 당뇨에 아주 효과적이다. 셀레늄과 아연이 풍부해 노화를 방지하고 고혈압, 갱년기 증상, 간 해독에도 도움을 준다. 인도 고대 전통의학 서적인 '아유르베다'에서는 모링가를 300여 가지 질병을 치유하고 예방하는 신비의 나무로 기록되어 있다.

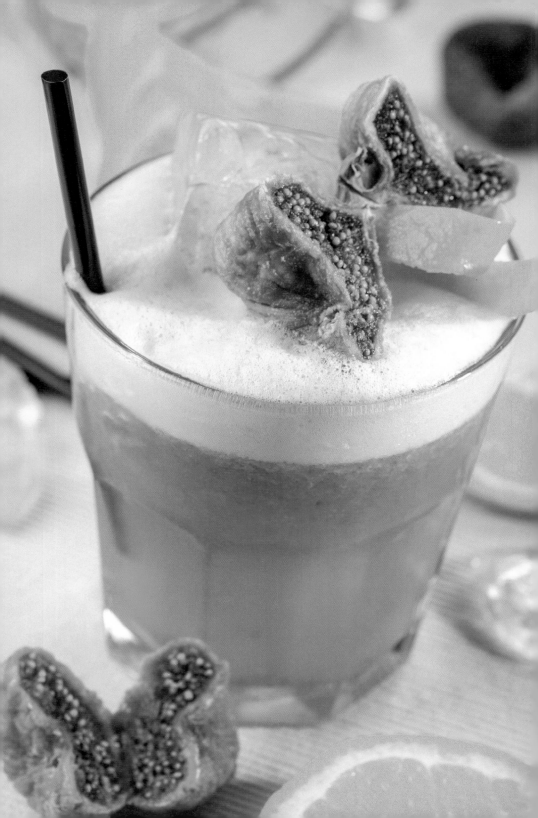

무화과주스

Fig

—

만 드 는 법

01 _ 껍질을 벗기고 적당한 크기로 잘라 믹서로 간다.

tip _ 양배추나 사과를 넣기도 하는데 그럴 경우 양배추는 깨끗하게 씻어 그대로, 사과는
껍질과 씨를 제거한 후 무화과와 함께 믹서에 넣고 갈아준다.

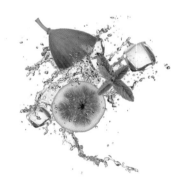

무 화 과 , 왜 우 리 몸 에 좋 은 가 ?

알칼리성 식품으로 고대 이집트와 로마, 이스라엘에서는 강장제나 암, 간장
병 등을 치료하는 약으로 썼을 만큼 약효가 높다. 소화불량이나 변비, 설사,
각혈, 신경통, 피부질환, 부인병, 빈혈 등에 효과가 있으며 부기나 해독작용을
다스린다. 폐암과 위암, 장암, 식도암, 방광암 등에 효능이 있고 고혈압과 고
지혈증 등에 도움이 되는 성분이 포함되어 있다.

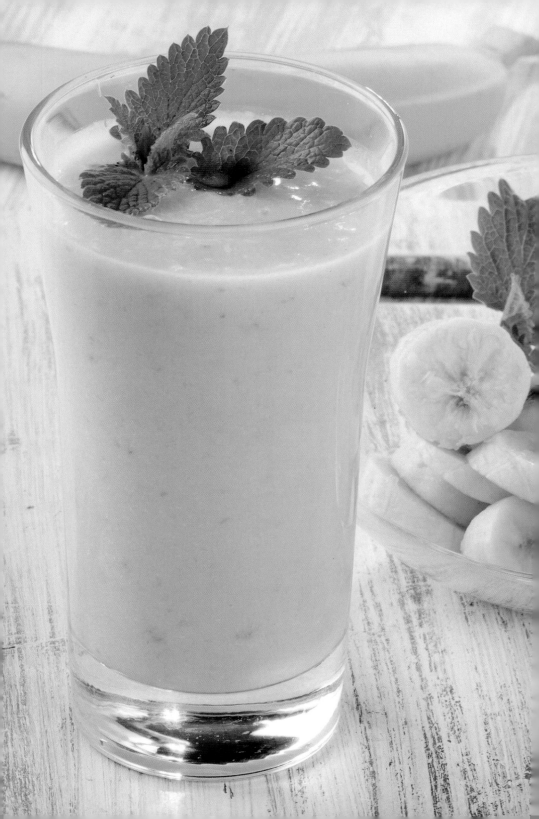

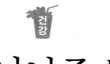

바나나주스

Banana

—

01 _ 바나나 한 개를 껍질을 벗긴 뒤 잘라 얼음 4~5개를 넣고 믹서에 함께 갈아준다.

tip _ 파인애플을 첨가하면 맛이 더 좋아지고 영양을 더한다.

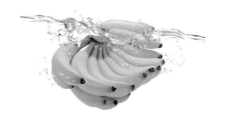

바 나 나, 왜 우 리 몸 에 좋 은 가 ?

알칼리성 식품으로 카로틴, 비타민C가 풍부하며 신경세포나 뇌세포 자극에 필요한 칼륨도 다량 함유되어 있다. 혈압을 정상적으로 유지할 수 있도록 도와주는 성분이 있어 고혈압에 효과적이고 미네랄이 풍부하여 에너지를 보충해 준다. 그리고 바나나에는 위산을 중화시키는 제산제가 들어 있기 때문에 위산이 역류가 되는 일이나 평소 속쓰림 증상을 완화시킬 수 있다. 바나나의 아미노산은 우리 몸속에서 기분을 향상시켜 주는 세로토닌으로 변환되어 우울증 치료에 좋고 변비에도 좋다.

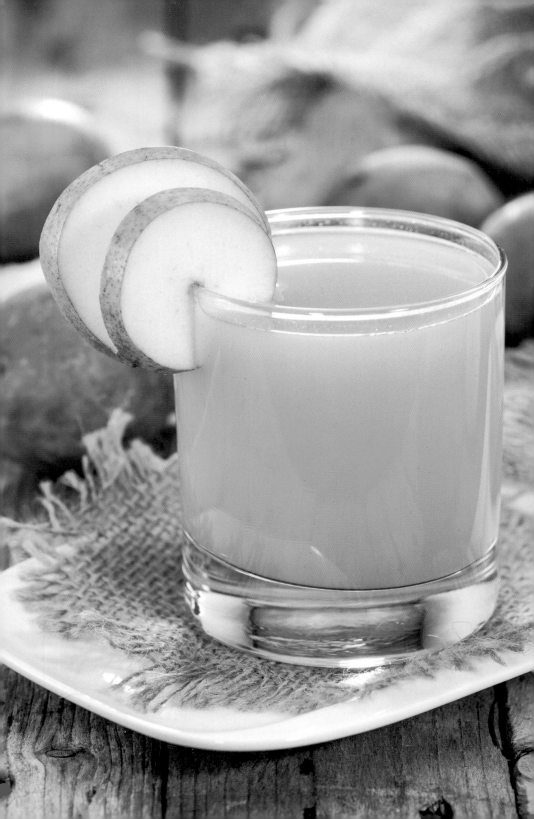

배주스

pear

—

만 드 는 법

01 _ 배의 껍질을 벗기고 적당한 크기로 잘라 믹서에 간 후 약간의 꿀을 넣으면 좋다.

tip _ 기호에 따라 연근을 함께 넣기도 하는데 그럴 경우 연근의 껍질을 벗기고 적당한
크기로 잘라 배와 함께 믹서에 갈아주면 된다.

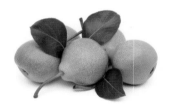

배, 왜 우리 몸에 좋은가?

노폐물 배출 및 칼륨이 풍부하여 붓기 제거효능이 있다. 그리고 가래나 기
침 증상을 줄이는 데 좋다. 대부분이 수분으로 이루어져 있고 식감이 아삭하
여 청량감을 준다. 아스파라긴산이 많아 숙취해소에 좋고 간세포의 성장을 촉
진함과 동시에 간세포의 성장을 방해하는 단백질의 작용을 억제하는 효과가
있어 간 기능 개선에 도움이 된다. 항산화력이 있는 폴리페놀 성분은 활성산
소로 인한 각종 질병 및 세포의 노화와 산화를 예방하는 데 도움이 된다. 또한
콜레스테롤과 중성지방 수치를 낮춘다.

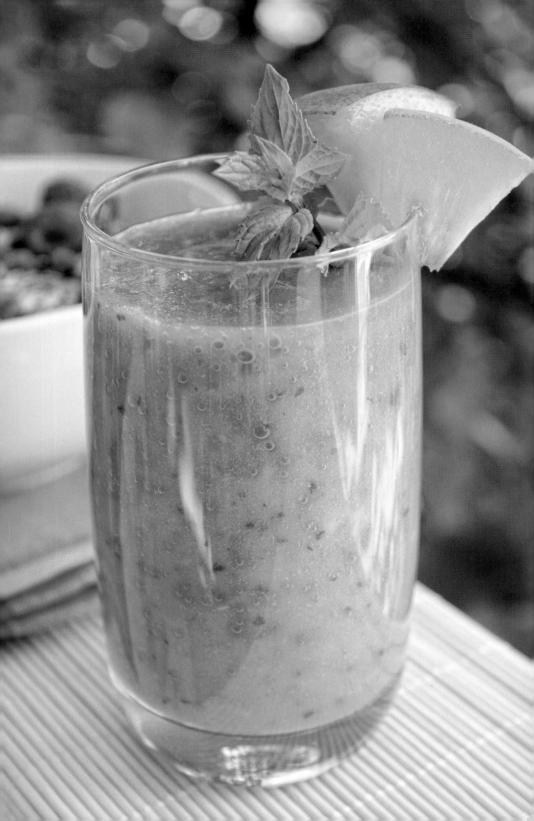

복숭아주스

Peach

—

만 드 는 법

01 _ 복숭아 2개와 요구르트 1개, 탄산수와 꿀이나 설탕을 준비한다.

02 _ 복숭아 껍질을 벗기고 씨를 뺀 다음 믹서에 함께 넣고 곱게 갈아준다.

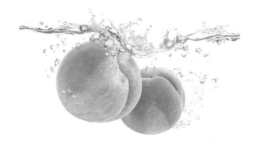

복 숭 아, 왜 우 리 몸 에 좋 은 가 ?

복숭아에는 멜라닌 생성을 억제해 주는 성분이 함유되어 있어 피부 미백에 좋으며 비타민A와 유기산, 당분 등이 함유되어 있어 피로회복에 도움을 주고 수분이 많아 갈증을 해소해 준다. 그리고 당분과 미네랄이 풍부하고 칼륨 당 분은 신체활력과 뇌활력 뇌활성화에 도움을 준다. 짠 음식으로 식단이 대부분 인 우리나라 사람들에게 칼륨이 많아 복숭아를 많이 섭취하게 되면 건강에 크 게 도움이 된다.

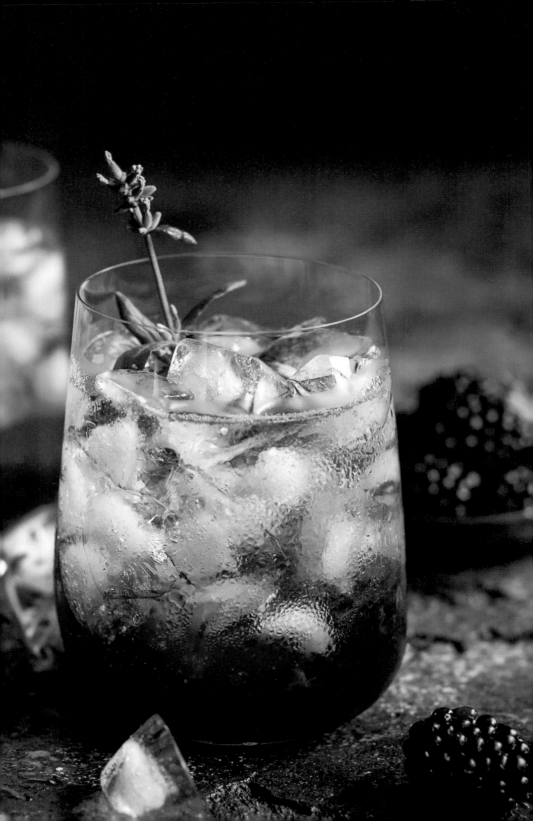

블랙베리주스

Blackberry

—

만 드 는 법

01 _ 블랙베리 한 컵과 얼음 한 컵, 물 400ml, 꿀 1큰술을 믹서에 넣고 곱게 갈아준다.

02 _ 블랙베리 씨가 크기 때문에 한동안 믹서로 갈아주어야 한다.

tip _ 만일 다른 재료를 첨가할 때는 재료보다 블랙베리를 먼저 갈고 마지막에 재료를 넣고 조금 더 갈아준다.

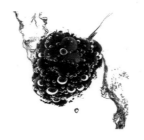

블랙베리, 왜 우리 몸에 좋은가?

블랙베리에는 항산화 성분이 풍부하게 함유되어 있어 성인병과 노화를 예방해 주고 감염이나 신경손상 질병을 예방해주는 효능이 있다. 칼로리가 아주 낮고 수용성, 불용성 식이섬유를 함유하고 있어 포만감이 높다. 그리고 당도가 높음에도 불구하고 흡수가 천천히 되기 때문에 혈당이나 인슐린 수치를 빠르게 올리지 않는다. 특히 블랙베리에 카테킨 성분은 지방분해를 촉진하는 성분으로 다이어트로 살을 빼고 있을 때 섭취하면 도움이 된다.

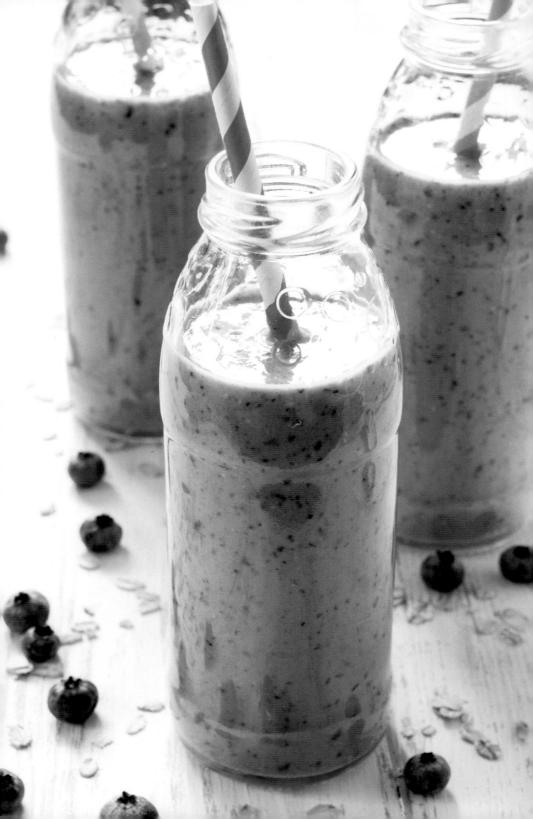

블루베리주스

Blueberry

—

만 드 는 법

01 _ 블루베리를 깨끗이 씻어 믹서에 갈아주면 된다.

02 _ 별다른 맛이 없어 바나나를 첨가하기도 하고 꿀과 요구르트 등을 넣어 갈아 마시기
도 한다.

tip _ 마트에 냉동블루베리 등이 많이 나와 있어 그것을 이용해도 된다.

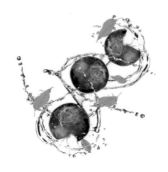

블 루 베 리, 왜 우 리 몸 에 좋 은 가?

안토시아닌과 항산화질, 식이섬유가 함유되어 있어 눈 건강과 젊음을 유지하
는 데 도움을 준다. 눈의 수정체가 혼탁해지는 백내장은 단백질에 당이 결합
하여 눈의 단백질이 노화되기 때문에 일어나는 것인데 안토시아닌 색소는 이
러한 결합을 억제시키는 작용이 있다. 또한 항산화 성분이 많이 함유되어 있기
때문에 몸속 노폐물과 활성 산소를 제거해 주고 피부의 노화방지를 도와준다.

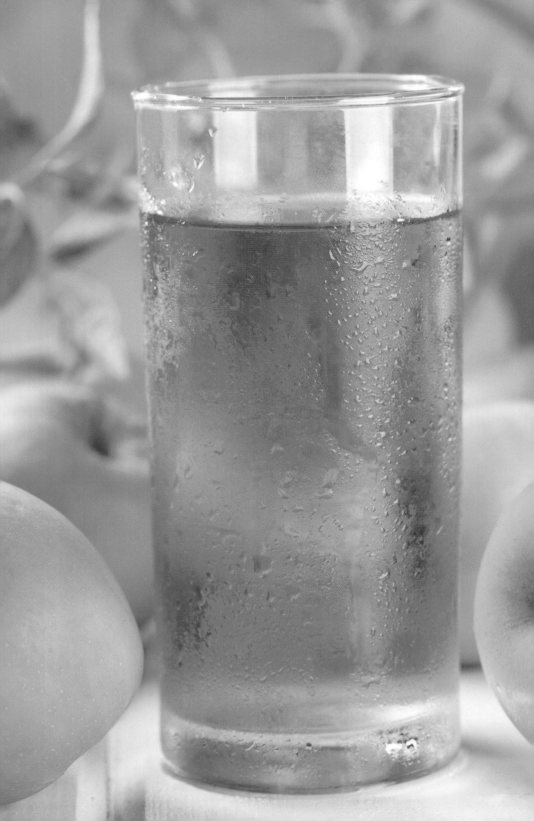

사과주스

Apple

—

만 드 는 법

01 _ 사과는 씨앗을 제거하고 적당한 크기로 자른 뒤 꿀과 얼음을 약간 넣고 믹서에 갈아준다.

tip _ 당근을 첨가해 넣어주면 더 많은 영양소를 섭취할 수 있다. 당근을 넣으려면 껍질째 깨끗이 씻은 다음 토막토막 자르고 사과와 함께 믹서에 곱게 갈아주면 된다.

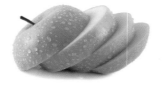

사 과 , 왜 우 리 몸 에 좋 은 가 ?

섬유질이 많은 사과는 식후 포만감을 증대시켜 주고 독소를 배출하는 데 도움을 주어 다이어트에 효과적이다. 사과에 다량으로 함유되어 있는 팩틴이라는 성분은 콜레스테롤의 배출을 도와주고 혈압을 조절해 주며 다른 과일보다 칼륨이 많아 몸속의 염분을 몸 밖으로 배출시켜 고혈압 예방에 효과적이고 동맥경화, 뇌졸중 등의 각종 성인병 예방 및 치료에 도움을 준다. 플라노이드를 비롯한 여러 항산화 작용을 도와주는 물질들이 풍부하게 들어가 있어 종양이 우리 몸에서 성장하는 것을 억제하고 몸 안에 퍼지는 것을 막아준다.

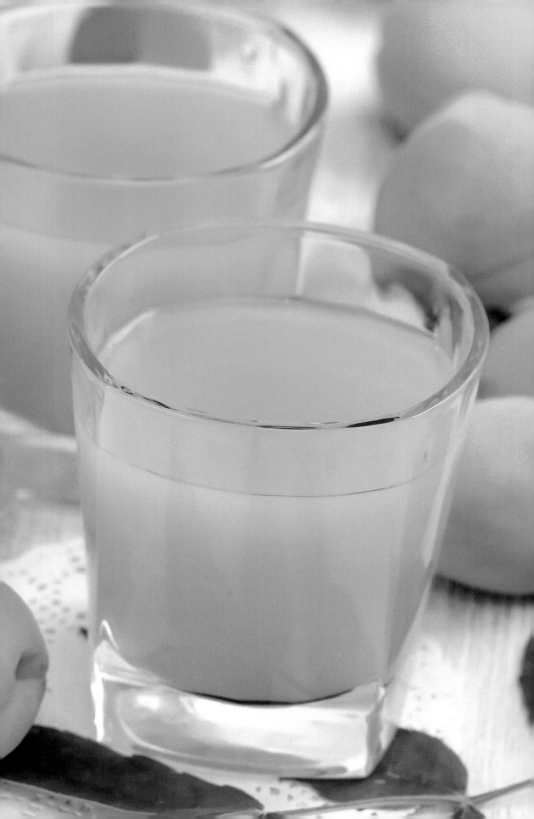

살구주스

Apricot

—

만 드 는 법

01 _ 살구는 흐르는 물에 깨끗이 씻어 씨를 빼내고 속과만 도려낸다.

02 _ 요플레, 꿀을 넣고 함께 믹서에 갈아준다.

tip _ 매실 액을 조금 타주면 맛이 더 좋다.

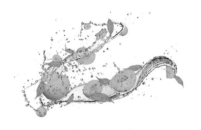

살 구 , 왜 우 리 몸 에 좋 은 가 ?

열매의 대부분이 과육이며 주요 성분은 당분이다. 유기산, 무기질, 칼륨이 함유되어 있고 비타민A도 다량 함유되어 있어 야맹증을 예방하고 혈관을 튼튼히 하는 효과가 있다. 그리고 항산화 물질이 풍부하여 암 예방에도 도움이 되는 식품이다. 그러나 살구는 펙틴 및 사과산, 구연산 등의 함량이 많고 비타민A의 함량이 높은 반면, 비타민C의 함량이 낮아 디저트로 오렌지주스와 마시면 좋다. 민간에선 천식이나 기관지염, 진해, 거담의 효능이 있어 약으로 쓰기도 한다.

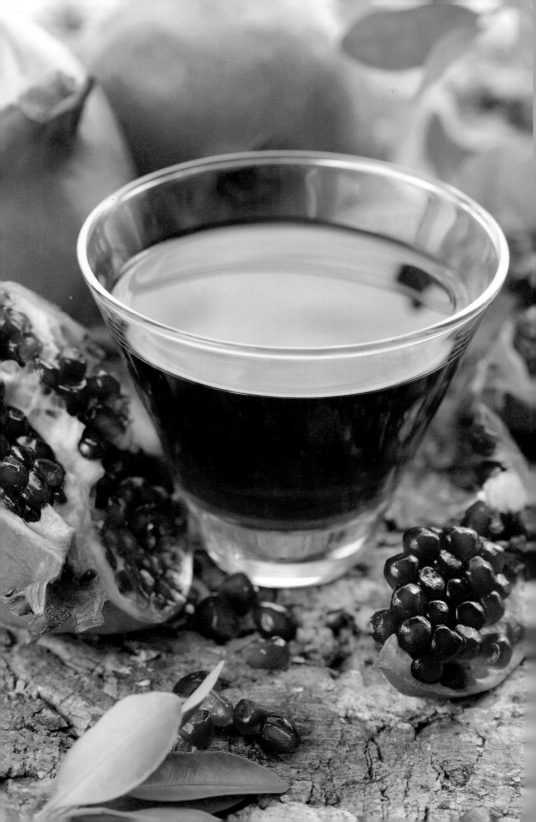

석류주스

Pomegranate

—

만 드 는 법

01 _ 물에 베이킹소다를 뿌리거나 식초를 탄 물에 석류를 깨끗이 씻는다.

02 _ 적당하게 잘라 믹서에 넣고 갈아주면 석류 단독주스가 된다.

tip _ 석류와 궁합이 잘 맞는 딸기를 넣으면 딸기의 안토시아닌은 항산화 성분이 풍부해 암세포 성장을 억제하고 석류에 부족한 칼슘을 보충해 골다공증을 예방하기 때문에 더욱 좋다.

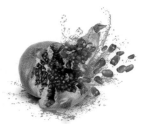

석 류, 왜 우 리 몸 에 좋 은 가 ?

동서양의 대표미인 양귀비와 클레오파트라가 즐겨 먹었다고 하는 석류에는 비타민이 다양하게 함유되어 있다. 석류의 씨앗을 싸고 있는 막에는 천연 에스트로겐 호르몬 성분이 함유되어 감기를 예방하고 갱년기 장애 예방을 한다. 또한 여성 호르몬이 부족해서 생기는 증상의 완화에 많은 도움을 주며 열매와 껍질 모두 고혈압, 동맥경화 예방에 좋고 부인병 및 부스럼에 효과가 있다. 우울증과 불면증 등의 각종 증세 완화에 많은 도움을 준다.

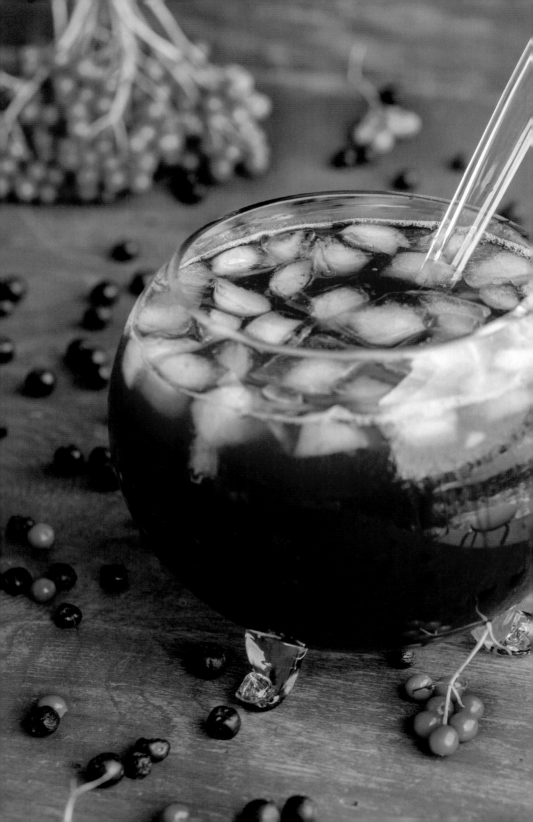

아로니아주스

Aronia

—

만 드 는 법

01 _ 아로니아를 식초 물에 잠시 담갔다가 깨끗이 씻는다.

02 _ 꼭지를 따고 우유나 요구르트, 꿀과 함께 믹서에 갈아주면 된다.

tip _ 아로니아는 떫은맛이 있어 꿀은 꼭 넣는 것이 좋다. 만일 아로니아를 구하기 힘들
다면 시중에 나와 있는 아로니아잼을 사용해도 되고 레시피는 같다. 바나나, 사과
등을 넣어 함께 갈아주어 마셔도 된다.

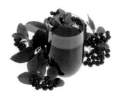

아 로 니 아 , 왜 우 리 몸 에 좋 은 가 ?

초크베리라고도 부르는 아로니아는 안토시아닌을 함유하고 있어 항산화 작
용이 강하여 노화를 방지할 뿐만 아니라 항암효과도 상당히 좋다. 또한 시력
의 개선효과, 심장 및 혈관질환, 뇌졸중과 같은 혈액과 관련한 질병의 치료에
상당한 도움이 된다. 인슐린 생성을 촉진하여 당뇨 합병증 유발물질을 낮춰주
며 뇌신경세포 손상을 일으키는 혈독소를 효율적으로 제거하여 치매예방에도
도움이 된다. 체르노빌 원전사 때 방사능에 피복된 환자의 치료제로 쓰일 만
큼 눈 건강 외에 해독기능과 자연치유 재생능력도 탁월하다.

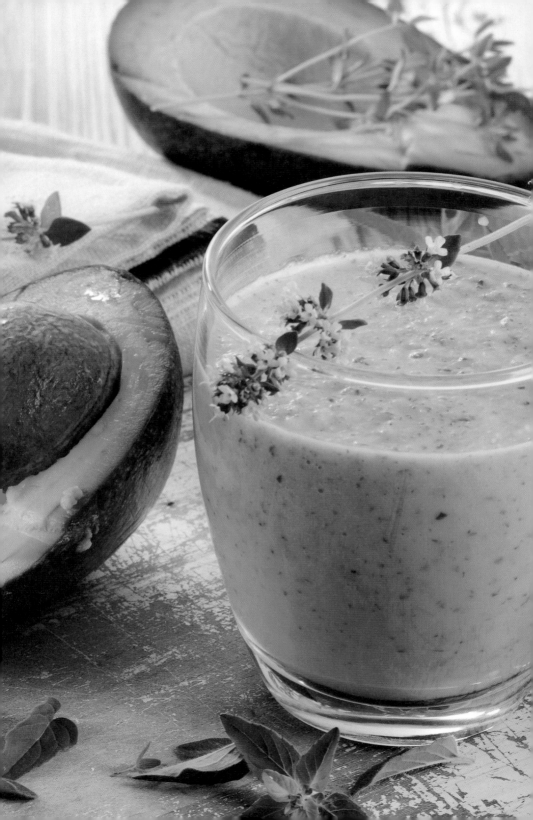

아보카도주스

Avocado

—

만 드 는 법

01 _ 아보카도를 세로로 360도 돌려가며 칼집을 낸 다음 반으로 잘라 씨를 빼낸다.

02 _ 껍질을 벗긴 뒤 물과 꿀을 조금 넣은 믹서에 곱게 갈아준다.

tip _ 기호에 따라서 딸기를 함께 넣어 갈아 마시면 식감과 향이 아주 좋다.

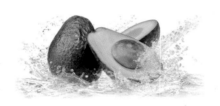

아 보 카 도 , 왜 우 리 몸 에 좋 은 가 ?

비타민과 미네랄이 풍부하여 주로 요리의 재료로 많이 쓰이고 있는 아보카도는 작은 크기에 비해 포만감이 높다. 아보카도는 지방이 다량 함유된 식품이지만 건강에 이로운 불포화지방산이다. 그래서 몸속의 나쁜 콜레스테롤을 제거하여 혈관 건강에 도움을 얻을 수 있다. 칼륨까지 풍부해 몸 안의 나트륨을 원활하게 배출시켜준다. 면역강화와 피로회복, 노화방지 등에 효과가 있는데 열량이 높아 한 번에 많이 섭취하게 되면 알레르기 반응을 일으킬 수 있어 적당량을 섭취하는 것이 좋다.

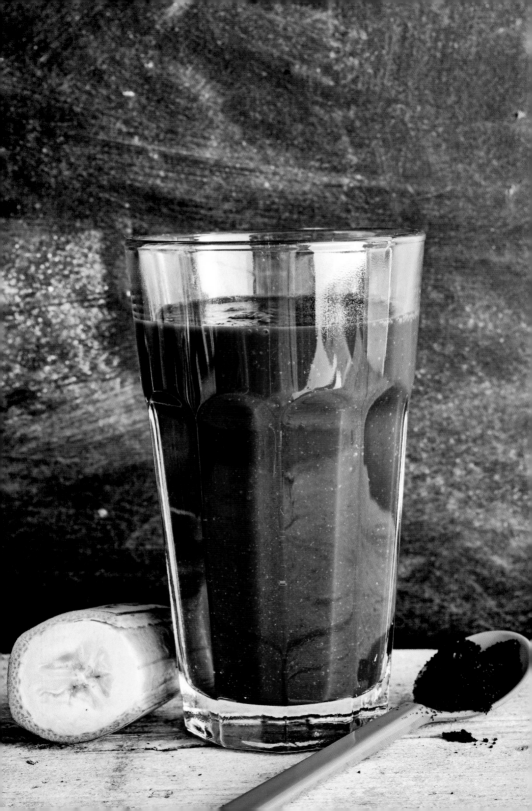

아사이베리주스

Acai Berry

—

만 드 는 법

01 _ 아사이베리를 깨끗이 씻은 뒤 우유를 넣고 믹서에 갈아주면 된다.

tip _ 맛이 떫고 시고 별로 맛은 없어 주스로 만들 때 이를 희석시킬 과일이나 우유를 꼭 넣어주는 것이 좋다. 분말로 섭취할 경우 아사이베리 분말 한 스푼과 토마토 1~2 개를 썰어 우유 한 컵 분량과 함께 믹서에 갈아주면 된다.

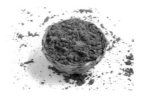

아 사 이 베 리 , 왜 우 리 몸 에 좋 은 가 ?

열대우림에서 자생하는 야자나무과 열매인 아사이베리는 블루베리의 22배 나 되는 항산화 효능을 갖고 있으며 콜레스테롤 수치를 낮추는 데 도움을 주 는 안토시아닌 성분이 포도의 33배나 함유되어 있다. 항산화 성분 및 비타민 과 무기질, 필수지방산, 아미노산이 풍부해 생체조직과 세포를 손상시키는 강 한 활성산소를 막아주고 노화방지에 탁월하며 시력회복은 물론 신장, 간 기 능 향상에도 도움을 준다. 이미 축적된 지방뿐만 아니라 몸에 축적되는 것을 방지하여 다이어트에도 도움이 된다. 과당이 많아 당뇨가 있는 사람은 적정량 이상 섭취하면 안 된다.

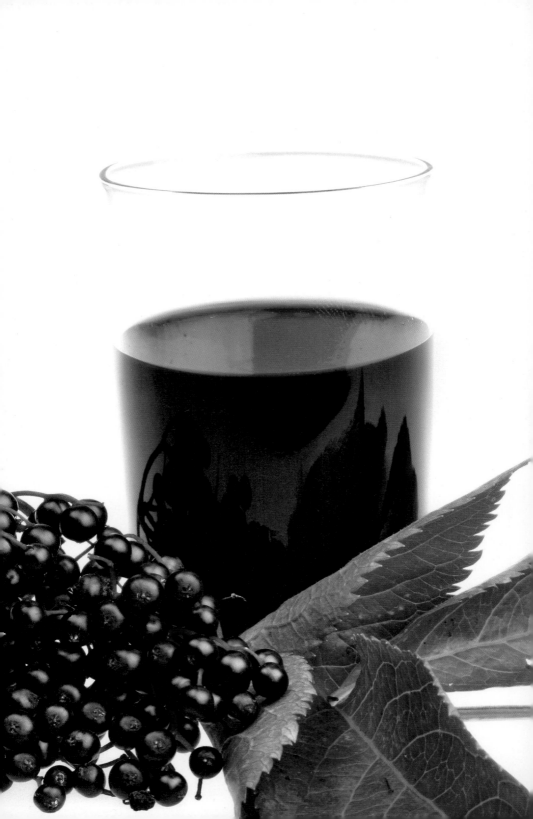

엘더베리주스

Elderberry

—

만 드 는 법

01 _ 엘더베리를 깨끗이 씻어 우유와 함께 믹서에 넣고 갈아주면 된다.

tip _ 기호에 따라 과일을 넣어도 된다. 엘더베리를 구할 수 없으면 분말을 사용해도 레시피는 같다.

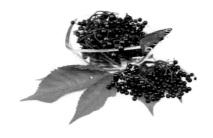

엘 더 베 리 , 왜 우 리 몸 에 좋 은 가 ?

감기와 독감 치료에 효능이 있으며 부비강에 염증이 생겨 일어나는 축농증을 치료한다. 항산화 성분이 많아 면역력과 항암력을 높이고 인슐린 분비와 포도당 대사를 촉진하여 혈당을 낮추어 당뇨병에 효험을 보인다. 또한 이뇨를 돕는 성분이 함유되어 있어 이뇨제 역할을 하며 세포의 노화를 막고 피부가 자외선으로 손상되는 것을 막는다. 칼슘과 마그네슘 등 뼈에 좋은 미네랄이 다량 함유되어 뼈 건강에 도움을 준다.

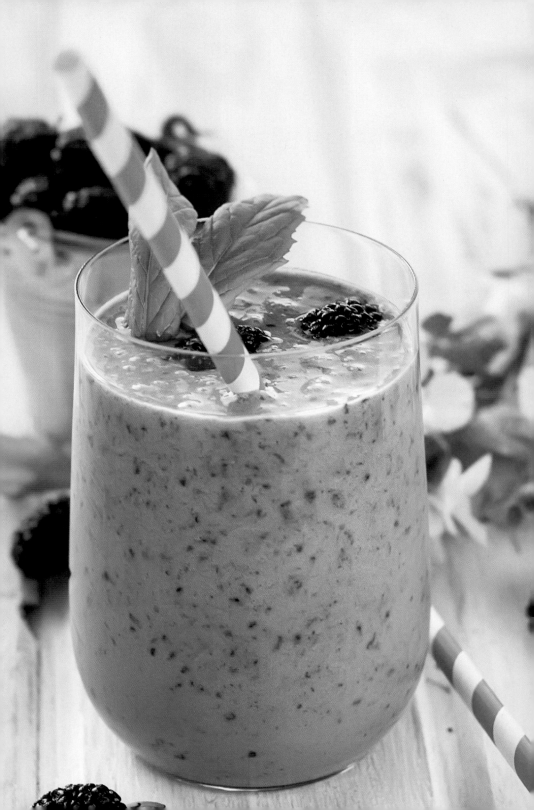

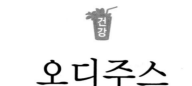

오디주스

Mulberry

—

01 _ 오디를 깨끗이 씻어 우유와 함께 믹서에 갈면 된다. 꼭지부분이 부드러워 굳이 꼭지를 떼지 않고 같이 갈아도 된다.

tip _ 단맛을 원하면 꿀이나 시럽을 넣고 함께 갈아주면 오디의 부드러운 맛을 즐길 수 있다.

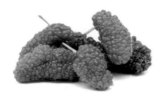

오 디 , 왜 우 리 몸 에 좋 은 가 ?

항산화성분인 안토시아닌이 풍부하여 몸에 나쁜 활성산소를 감소시키고 노화를 방지하며 레스베라트롤이 풍부하게 함유되어 피부미용에 뛰어난 효과가 있다. 혈당조절 효과가 있어 당뇨개선에 도움이 되고 유기산과 점액질, 비타민B1, 비타민B2, C 등이 풍부해 이뇨작용, 진해, 강장작용 등 몸에 이로운 효과가 많다. 항산화 효소의 활성을 증가시켜 산화 스트레스로부터 간을 보호하는 효과가 있어 간 기능 개선에 도움이 된다.

123

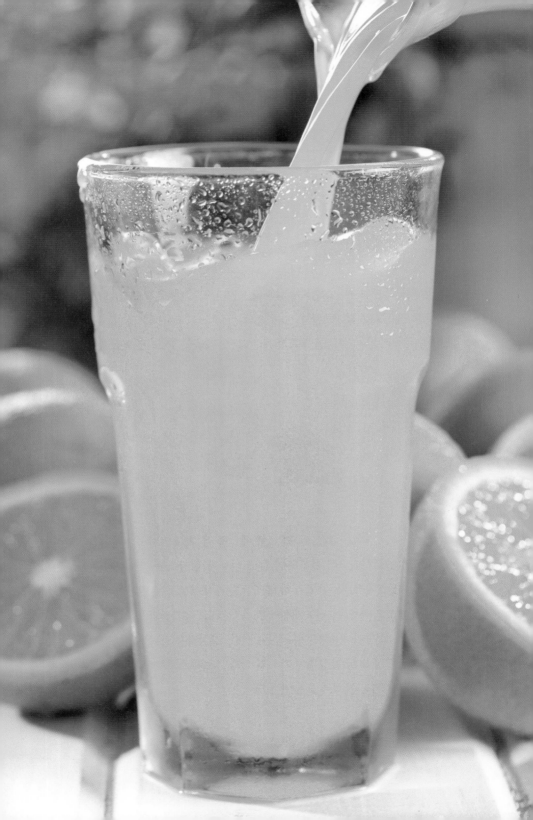

오렌지주스

Orange

—

만 드 는 법

01 _ 오렌지를 깨끗하게 씻은 다음 껍질을 벗긴다.

02 _ 설탕 1.5티스푼에 물 100ml, 얼음 다섯 개 정도를 믹서에 넣고 갈아주면 된다.

tip _ 유자를 함께 넣어주면 유자의 상큼하면서 달콤함이 기분을 상쾌하게 한다.

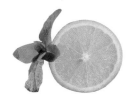

오 렌 지 , 왜 우 리 몸 에 좋 은 가 ?

비타민C가 풍부하여 항산화 작용을 하며 면역 기능을 향상시킨다. 오렌지에 함유된 플라본 화학물질은 콜레스테롤을 떨어뜨리며 혈압을 빠르게 떨어뜨리는 작용도 한다. 감기 예방과 피부미용에 좋으며 다른 과일에 비해 열량이 비교적 낮은 편이고 섬유소가 풍부하여 체중조절에 도움을 준다. 탄수화물이 당으로 변해 혈관으로 흡수되는 속도인 혈당지수가 비교적 낮고 천연섬유소, 비타민, 효소 등 필수 영양소가 풍부하여 당뇨병 환자도 섭취할 수 있고 항암효과는 물론 노화를 지연시키는 효과가 있다.

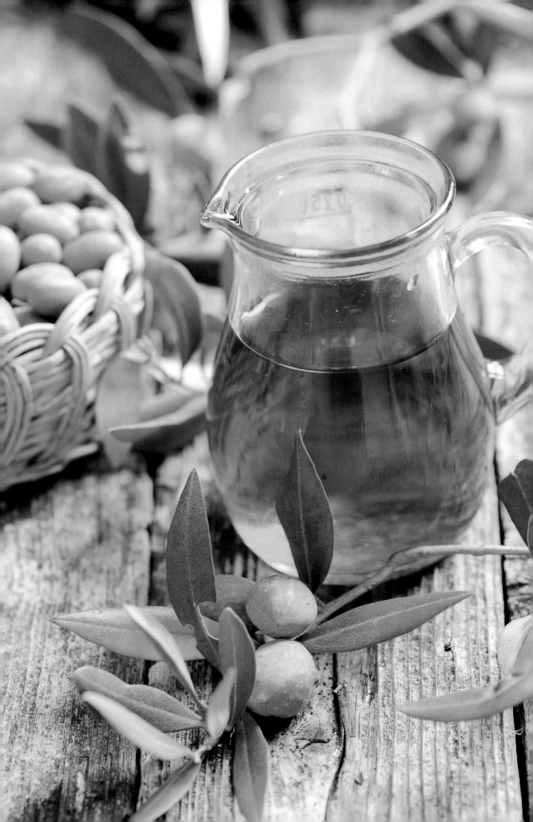

올리브주스

Olive

—

01 _ 소주잔 기준으로 주스 2컵과 올리브유 2컵을 같은 비율로 섞어주면 된다. 이때 주스의 종류는 취향에 따라 아무 것이든 상관없다.

tip _ 믹서에 당근과 토마토를 넣어 함께 갈아 마시면 영양소가 보강되고 먹기에도 좋다.

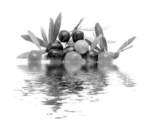

올 리 브 , 왜 우 리 몸 에 좋 은 가 ?

올리브유에 함유된 폴리페놀 성분은 우리 몸의 나쁜 콜레스테롤을 막아주고 좋은 콜레스테롤을 높여주는 역할을 한다. 그래서 고혈압이나 심혈관질환을 겪고 있는 사람들이 섭취하면 좋다. 그리고 또 하나의 성분인 올레인산은 장운동과 장청소를 해주는 역할을 해주어 변비나 변비 개선에 도움을 준다. 노화를 방지하는 항산화 성분, 불포화지방산과 비타민E가 들어 있어 노화를 방지해 주고 노폐물과 독소를 배출해 주어 피부를 맑게 도와준다.

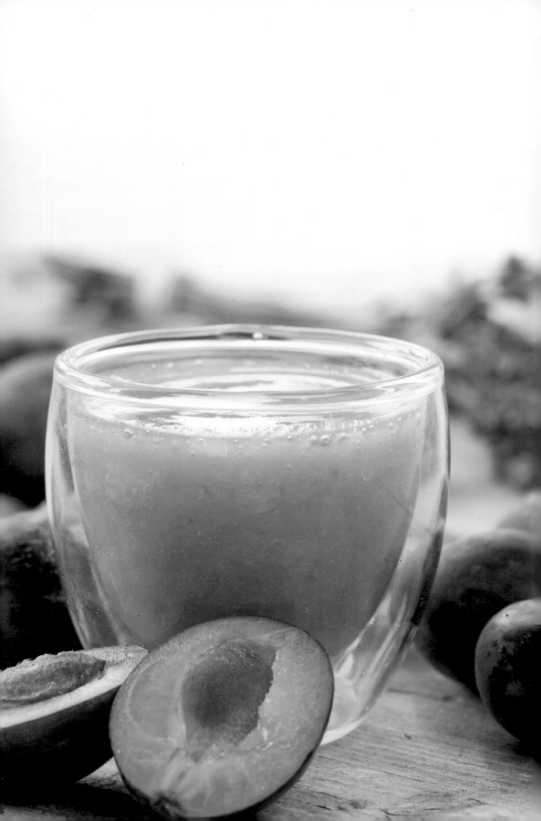

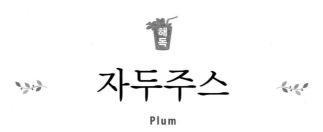

자두주스
Plum

—

만 드 는 법

01 _ 자두를 깨끗이 씻은 뒤 씨를 빼내고 꿀, 얼음과 함께 믹서에 갈아준다.

tip _ 많이 익은 자두는 으깨서 씨앗을 빼내면 간편하고 보통의 자두보다 단맛이 더 풍부
하다. 자두의 종류가 신맛, 단맛 등 여러 종류이기 때문에 주스에 적합한 자두로 검
붉은 빛이 나는 홍로센자두를 사용하는 것이 좋다.

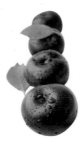

자 두 , 왜 우 리 몸 에 좋 은 가 ?

물에 녹는 수용성 식이섬유인 펙틴이 풍부해서 장내의 노폐물과 찌꺼기를
배출하기 때문에 변비 예방과 체중을 줄이는 데 좋고 다이어트에 좋다. 철분
이 다량으로 함유되어 있어 빈혈을 없애거나 완화시키는 작용을 하며 베타카
로틴이 있어 면역력을 향상하고 항바이러스, 항균 효과를 보인다. 더불어 부
종을 완화시키는 작용을 하는데 그것은 수분과 나트륨을 흡수해 배출하는 칼
륨이 많기 때문이다. 고혈압, 고지혈증 등 성인병 예방에도 좋다.

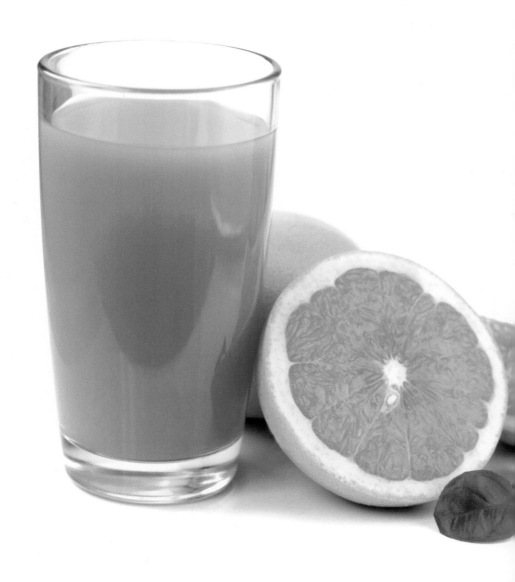

자몽주스

Grapefruit

—

만 드 는 법

01 _ 자몽의 껍질을 벗긴 뒤 얼음을 넣고 함께 믹서에 갈아주면 된다.

tip _ 자몽은 쓴 맛이 조금 나기 때문에 취향에 따라 꿀을 넣어 함께 갈아 마셔도 된다.

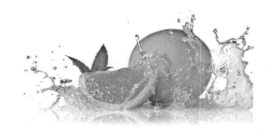

자 몽, 왜 우 리 몸 에 좋 은 가?

많은 양의 펙틴이 함유되어 있어 혈관내의 해로운 콜레스테롤을 줄여주어 뇌졸중, 동맥경화, 고지혈증, 부정맥 등 각종 성인병 예방에 도움이 된다. 항산화 물질인 리코펜과 베타카로틴이 풍부하여 정상적인 세포가 암세포로 변이되는 것을 억제하는 등 항암작용 역할을 해 암을 예방하는 데 도움이 된다. 노화를 늦추는 스페리미딘 성분까지 함유되어 있어 신체적 젊음과 건강유지에 도움을 주며 열량이 낮은 저칼로리 과일이라 체중관리에 적합하다. 피로회복과 숙취해소, 감기 예방 등에 좋다.

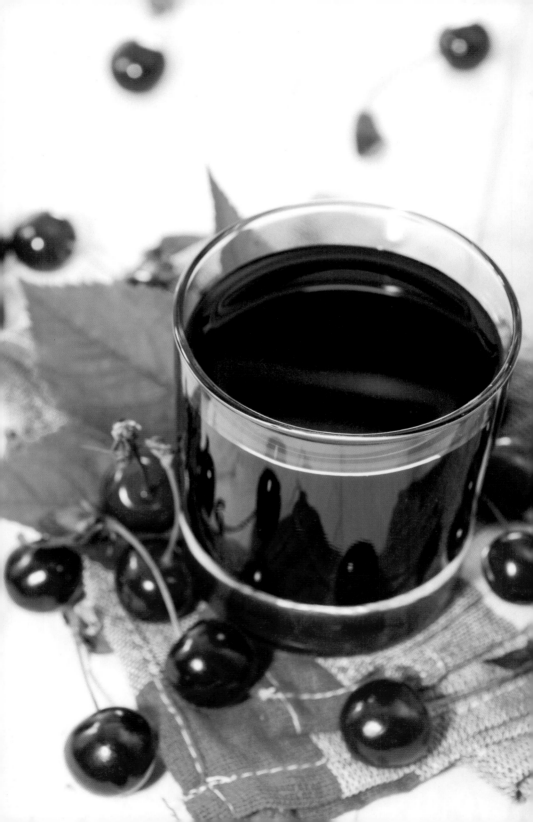

체리주스

Cherry

—

만 드 는 법

01 _ 빛이 선명하고 무르지 않은 탄탄한 체리를 씻어서 반을 갈라 씨를 모두 빼준다.

02 _ 체리 한 컵과 사이다 반 컵, 꿀을 함께 믹서에 넣고 갈아준다.

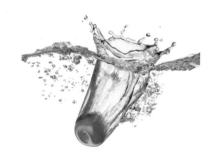

체 리 , 왜 우 리 몸 에 좋 은 가 ?

   맛과 영양이 뛰어나 과일 중의 다이아몬드라고 불리는 체리는 비타민A, B, C가 풍부하고 칼슘과 인 포타슘이 함유되어 있고 안토시아닌이 풍부하여 활성산소를 억제함으로써 암을 예방하고 노화방지에 도움이 된다. 혈액순환을 원활하게 하여 고혈압, 뇌졸중, 심근경색 등 심혈관질환 예방에 도움이 되고 또한 췌장에서 인슐린 분비를 1.5배 가량 증가시켜 장에서 당을 분해하는 효소를 억제하고 혈액으로 포도당이 흡수되는 것을 억제하여 당뇨예방에 도움이 된다. 그리고 아스피린보다 10배 가량 높은 소염효과가 있어 통증을 완화한다.

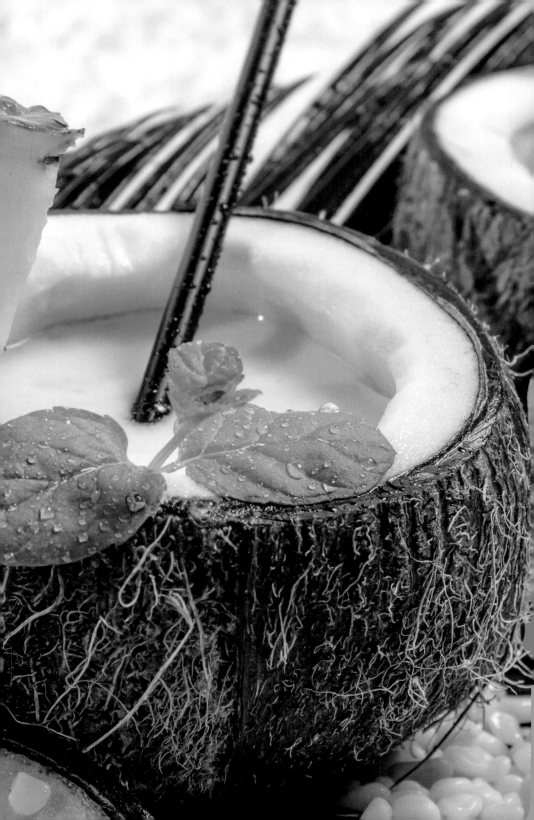

코코넛주스

Coconut

—

01 _ 코코넛에 우유 반 컵과 꿀을 약간 넣고 믹서에 갈아주면 된다.

tip _ 코코넛이 없을 경우 코코넛 오일 2큰술과 바나나 한 개, 망고 한 개, 약간의 꿀을 넣고 믹서에 갈아주면 맛있는 코코넛 주스가 된다. 이때 바나나와 망고의 껍질은 벗긴 뒤 큼지막하게 썰어 주고 먼저 믹서에 간 뒤 액체 상태의 코코넛 오일을 넣어 수 초 간 더 갈아주면 된다.

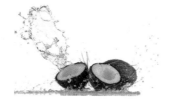

코 코 넛 , 왜 우 리 몸 에 좋 은 가 ?

혈관 속에 나쁜 콜레스테롤이 쌓이는 것을 막고 수치를 떨어뜨려 혈관이 맑아지고 혈액 순환을 원활하게 하여 동맥경화와 뇌졸중, 심장병을 비롯한 각종 심혈관계 질환 예방에 효과적이다. 장의 운동을 활발하게 하여 변비를 없애고 장속의 노폐물을 밖으로 내보내며 치매 예방을 비롯해 집중력 향상, 기억력 증진을 돕는다. 칼슘이 많아 뼈를 튼튼히 하고 관절염과 골다공증 예방에 도움을 준다. 피부의 여드름 등을 가라앉혀 주는 항염, 항균 작용을 해주는 라우린산 성분까지 있어 피부의 전반적인 건강을 높인다.

135

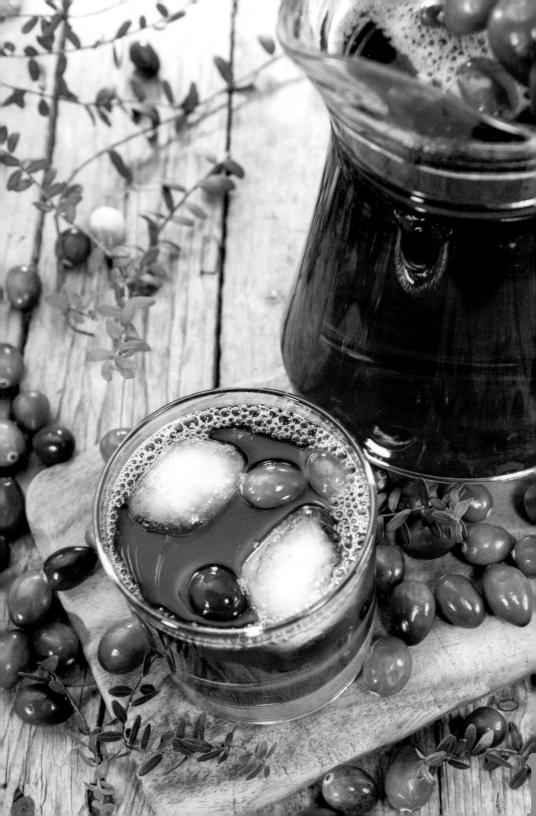

크랜베리주스

Cranberry

—

만 드 는 법

01 _ 크랜베리 한 컵을 준비하여 올리고당이나 꿀을 반 컵 넣고 믹서에 갈아준다.

tip _ 기호에 따라 레몬과 오렌지를 넣어 함께 갈아서 주스를 만들어 마셔도 된다. 레몬
이나 오렌지는 즙으로 대신하여도 된다.

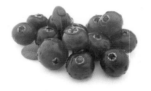

크 랜 베 리 , 왜 우 리 몸 에 좋 은 가 ?

크랜베리에는 폴리페놀과 안토시아닌이 풍부하게 함유되어 있어 항암, 항산
화 효과가 있으며 인체에 해로운 활성산소를 제거하고 조직의 노화를 방지,
면역력을 향상시켜 각종 성인병을 예방한다. 눈의 피로를 개선하고 시력을 보
호하는 효능을 기대할 수 있어 야맹증 개선에 도움을 준다. 그밖에 소염작용,
소화촉진, 피부미용, 전립선염 예방에 효능이 있으며 충치나 잇몸병 등에 탁
월한 효능이 있다고 알려지고 있다.

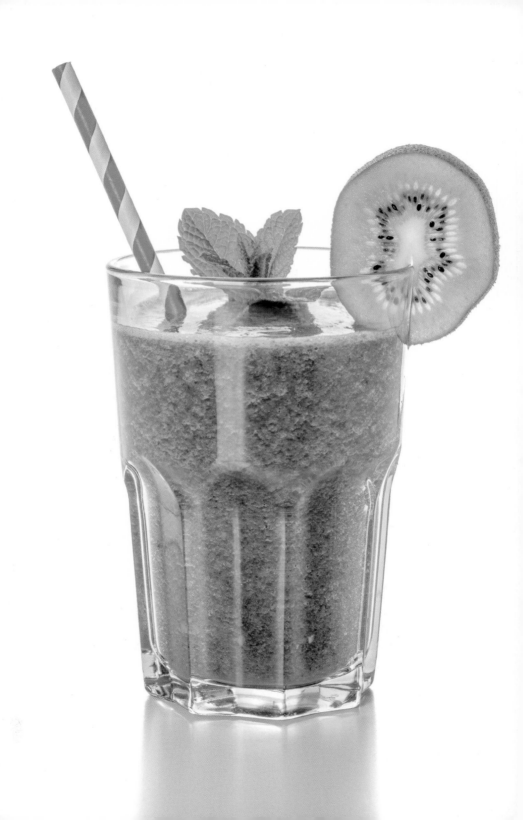

키위주스

Kiwi

—

01 _ 껍질을 벗긴 키위 2개와 물 50ml, 얼음 5조각, 올리고당이나 꿀을 적당량 믹서에 넣고 갈아준다.

tip _ 키위를 세게 오래 갈면 씨가 곱게 갈리고 갈린 씨에 의해 목넘김이 불편하다면 1~2초 간격으로 끊어서 여러 차례 돌려주면 씨는 고스란히 빠지고 과육만 갈린다.

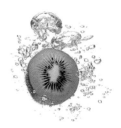

키 위 , 왜 우 리 몸 에 좋 은 가 ?

칼륨과 식이섬유, 엽산이 다량 함유되어 있어 다이어트에 효과적이며 면역력을 증대하고 고혈압을 예방한다. 미네랄과 비타민이 풍부하며 혈당을 낮추고 포만감을 높여 당뇨예방에 도움이 된다. 항암은 물론 해열, 소화를 돕고 근육을 튼튼하게 유지시켜 준다. 염증완화와 신경통에 탁월한 효과가 있고 엽산이 풍부하여 임산부에게 좋은 음식으로 태아의 성장을 돕고 빈혈을 예방하기도 한다. 사과의 3배에 달하는 식이섬유로 콜레스테롤을 낮추고 변비를 없애준다. 피부개선은 물론 면역력을 상승시키고 성장과 몸의 상승을 북돋아준다.

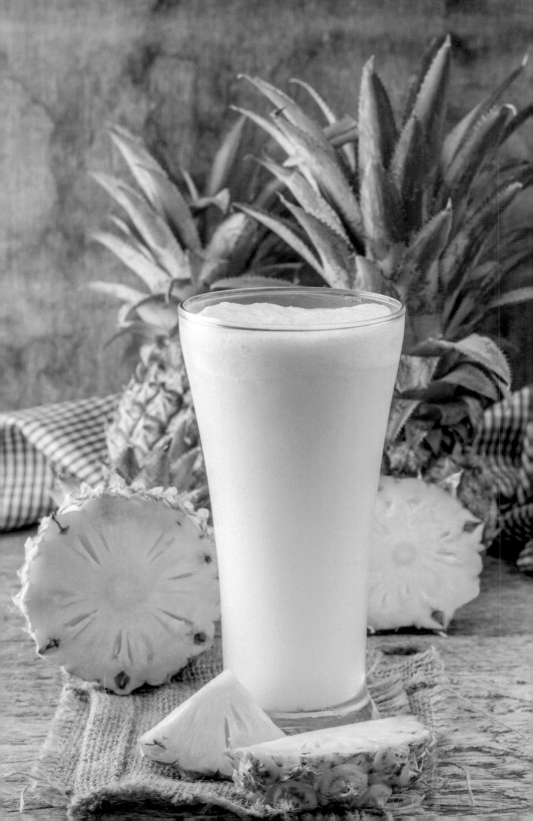

파인애플주스

Pineapple

—

01 _ 껍질을 벗긴 파인애플 한 개와 꿀 2큰술, 물 200ml, 레몬즙 약간을 믹서에 넣고 갈
아준다.

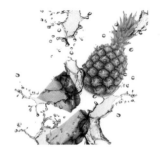

파 인 애 플 , 왜 우 리 몸 에 좋 은 가 ?

식이섬유가 풍부하여 다이어트에 좋고 무기질과 미네랄이 풍부하여 피로회
복에 도움을 준다. 단백질을 분해하는 효소 중 하나인 브로멜린이 들어 있어
육류 섭취 후 소화를 돕는다. 비타민C가 많아 콜라겐 합성을 돕고 이는 피부
의 보습과 탄력의 유지, 멜라닌 색소의 침착을 예방해 피부의 잡티 및 기미가
생기지 않도록 한다. 항염작용을 하기 때문에 염증이 발생하는 것을 막아주어
각종 염증성 질환에 좋고 섬유질이 풍부하여 배변활동을 활발하게 해 변비예
방 및 변비증상을 개선한다.

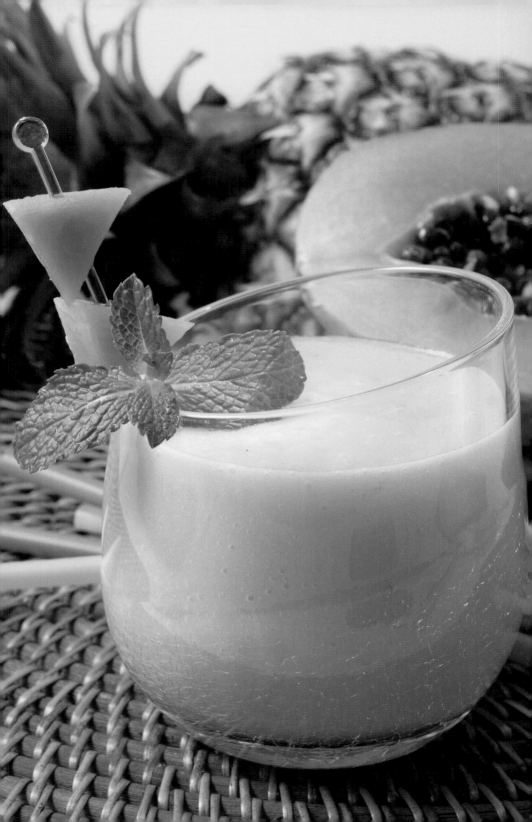

파파야주스

Papaya

—

만 드 는 법

01 _ 파파야는 씨를 제거한 후 적당한 크기로 자르고 꿀을 넣고 믹서에 갈아준다.

tip _ 산딸기나 레몬, 사과 같은 것을 첨가해 파파야와 함께 갈아 마셔도 좋다. 레몬은 껍질의 농약을 제거하기 위해 식초 물에 약 30분 정도 담가 두거나 베이킹 소다로 문질러 주고 1/2, 사과는 1/2로 자른 뒤 씨를 제거하고 넣어주면 된다.

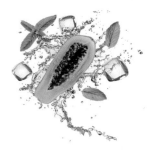

파 파 야, **왜 우 리 몸 에 좋 은 가 ?**

콜럼버스가 파파야를 처음 먹어본 뒤 열매의 달콤한 향에 반해 '천사의 열매'라고 했다는 파파야는 심혈관 질환을 예방하고 개선해 주는 효능이 있다. 함유된 베타카로틴과 제아잔틴은 항산화 작용을 하기 때문에 질병과 노화를 가져오는 활성산소를 제거하며 눈 건강과 항암작용도 한다. 오렌지나 레몬보다 비타민C의 함량이 높은 파파야는 면역력을 키우고 피부미용과 염증을 해소하는 데 도움이 된다.

143

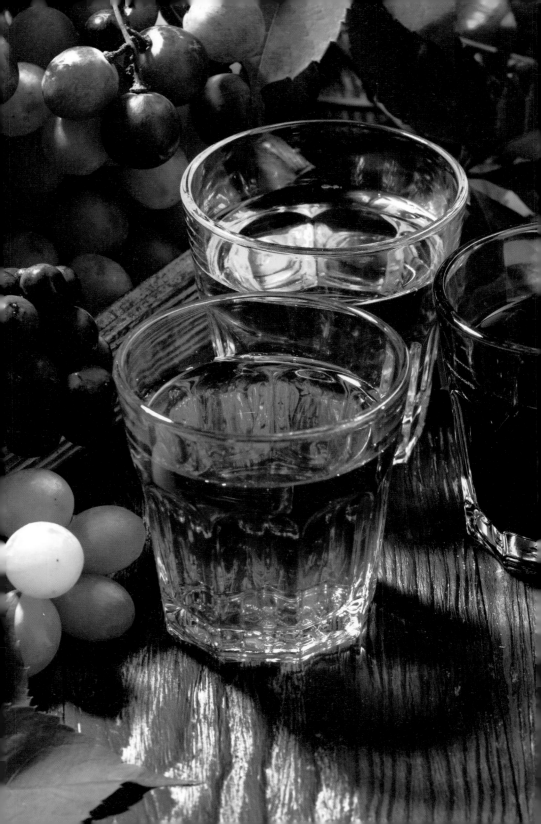

포도주스

Grape

—

만 드 는 법

01 _ 포도알을 하나하나 떼어서 흐르는 물에 여러 번 씻거나 베이킹파우더를 푼 물에 잠시 담가놓았다가 여러 차례 헹구고 식초를 탄 물에 20분 정도 담가 놓는다.

02 _ 물기를 털어낸 후 껍질과 씨 속에 들어 있는 좋은 성분까지 다 먹을 수 있도록 통째로 믹서에 넣고 곱게 갈아준다.

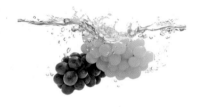

포 도 , 왜 우 리 몸 에 좋 은 가 ?

　당분이 많아 피로회복에 좋고 항암 성분이 있어서 항암효과가 있다. 타닌이 풍부하여 장운동을 도와 소화기관의 부담을 덜어주고 장에 대한 질환을 예방해준다. 안토시아닌과 레스베라트롤이 풍부해 콜레스테롤을 조절하고 노화가 더디게 진행하도록 도와준다. 생혈과 조혈작용으로 몸속 노폐물이 빠질 수 있게 도와주어 피부 건강에 좋으며 식이섬유가 들어 있어 장운동에 도움이 되고 변의 양을 늘려줘 변비증상을 완화시켜준다. 그리고 칼륨 성분이 풍부해 몸속 나트륨 및 노폐물 제거에 도움을 준다.

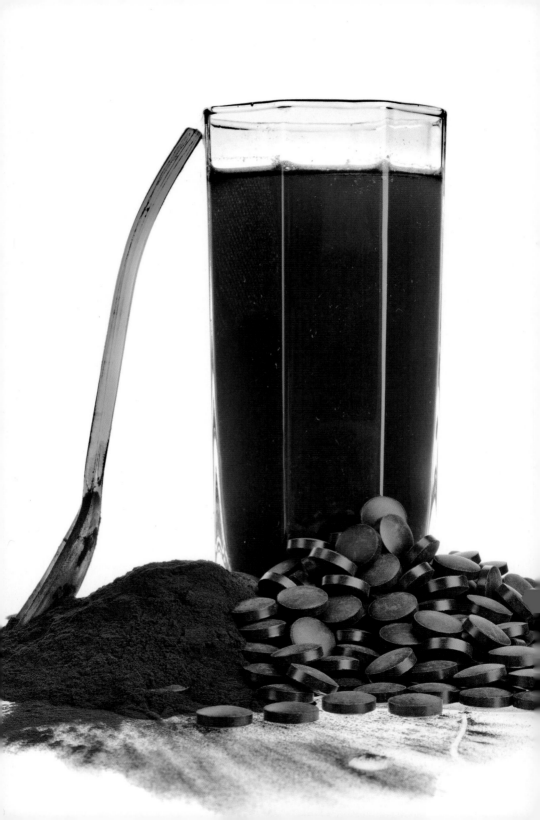

스피루리나주스

Spirulina

—

만 드 는 법

01 _ 스피루리나 분말을 요거트에 오트밀을 넣고 섞으면 바로 스피루리나주스가 된다.

tip _ 해독주스로 하려면 더 많은 엽록소를 섭취하기 위해 브로콜리나 양배추, 사과, 토마토 등을 같은 비율로 넣고 믹서에 함께 갈아주면 된다.

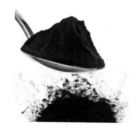

스 피 루 리 나 , 왜 우 리 몸 에 좋 은 가 ?

스피루리나는 '꼬인 생물'이라는 뜻으로 지구상에서 가장 오래된 해조류이다. 다양한 비타민과 무기질을 함유한 고단백 식품이다. 엽록소가 풍부하여 혈액의 독성을 없애고 면역력 증가에도 좋으며 혈액의 원활한 흐름을 방해하는 나쁜 콜레스테롤 수치를 감소시킨다. 스피루리나는 우리의 생명 유지에 필요한 5대 영양소인 단백질과 탄수화물, 지방, 비타민, 미네랄을 고루 공급하는 식품이다. 피부 및 노화 방지에 도움이 되고 눈 건강에도 많은 도움을 준다.

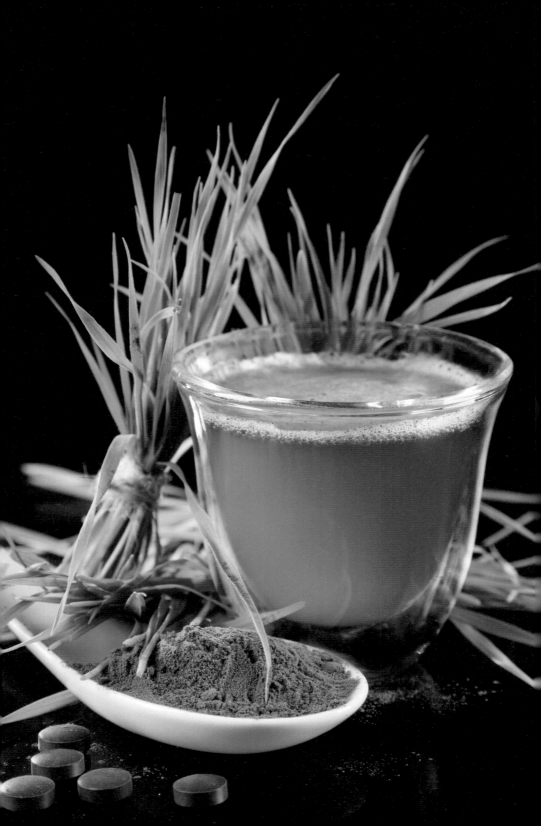

클로렐라주스

Chlorella

—

01 _ 분말 형태로 나온 클로렐라를 물에 타서 마시면 된다.

tip _ 여기에 과일이나 채소류 등을 첨가해 섭취하려면 해당 재료들을 믹서에 함께 곱게
갈아 마시면 된다.

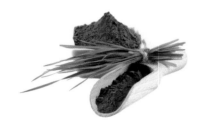

클 로 렐 라 , 왜 우 리 몸 에 좋 은 가 ?

클로렐라는 민물에 자라는 녹조류에 속하는 단세포 생물로서 플랑크톤의 일
종으로 단백질과 비타민, 무기질 아미노산 등 각종 영양소가 풍부하고 노폐물
배출 효능이 뛰어나다. 게다가 엽록소가 풍부하고 각종 발암물질, 유해물질을
몸밖으로 배출시킨다. 중금속이나 생물독소 뿐만 아니라 인공적으로 만들어
진 산업독성물질인 다이옥신, 포름알데히드 등의 독성물질을 해독하는 데 도
움을 준다. 면역력 증강에 도움을 주며 활성산소를 없애고 성인병 예방은 물
론 아토피와 변비에도 좋다.

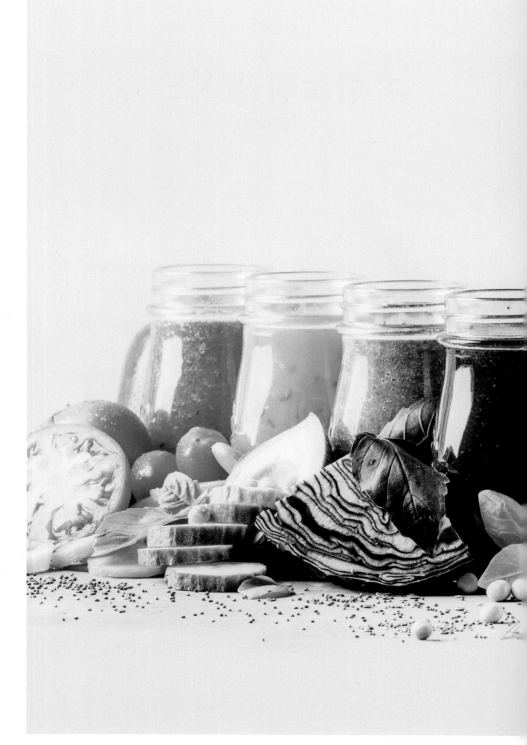

3

혼합주스

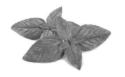

MIX

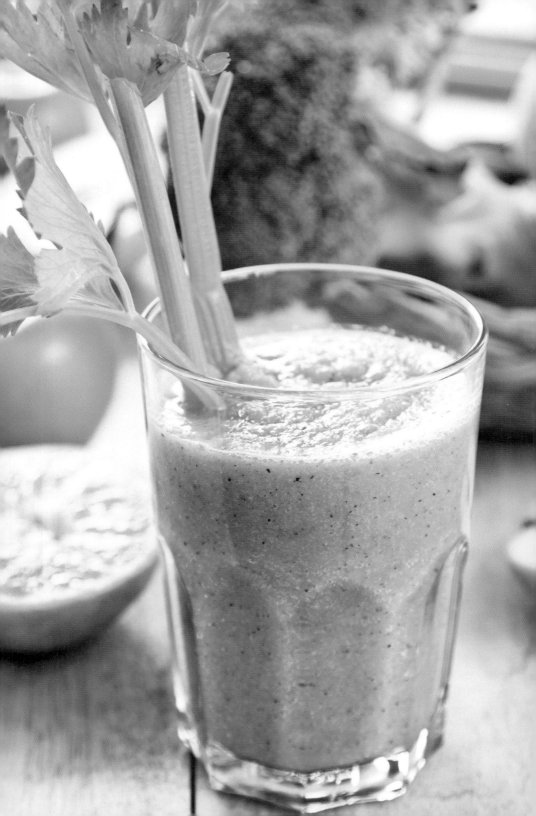

셀러리 + 배 + 브로콜리 + 사과

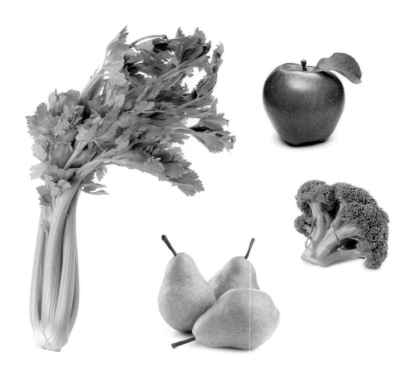

왜 우리 몸에 좋은가?

　마그네슘이 풍부해 우리 몸을 튼튼히 하는 셀러리와 간세포의 성장을 촉진함과 동시에 간세포의 성장을 방해하는 단백질의 작용을 억제하는 효과가 있고 간 기능을 개선하는 데 도움을 주는 배, 콜레스테롤의 배출을 도와주고 혈압을 조절해 주는 사과가 혼합주스의 토대를 이룬다.

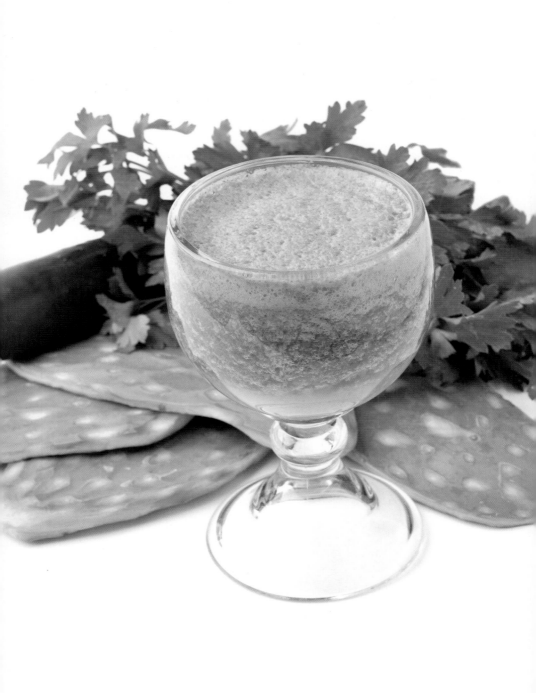

파슬리 ⊕ 오이 ⊕ 선인장

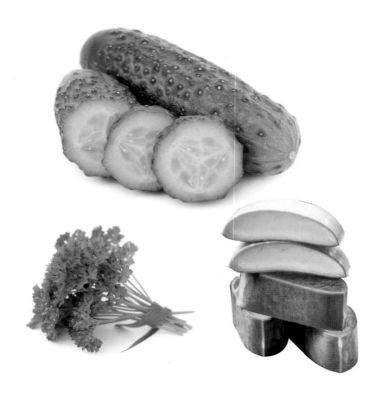

왜 우리 몸에 좋은가?

파슬리는 철분의 함량이 높아 빈혈을 예방하는 효과가 있으며 오이는 식물
화학 성분으로 항암작용을 하여 암 예방에 도움이 되며 선인장은 혈액순환을
촉진시키고 열을 내리기도 하고 염증을 줄여주는 효능이 있다.

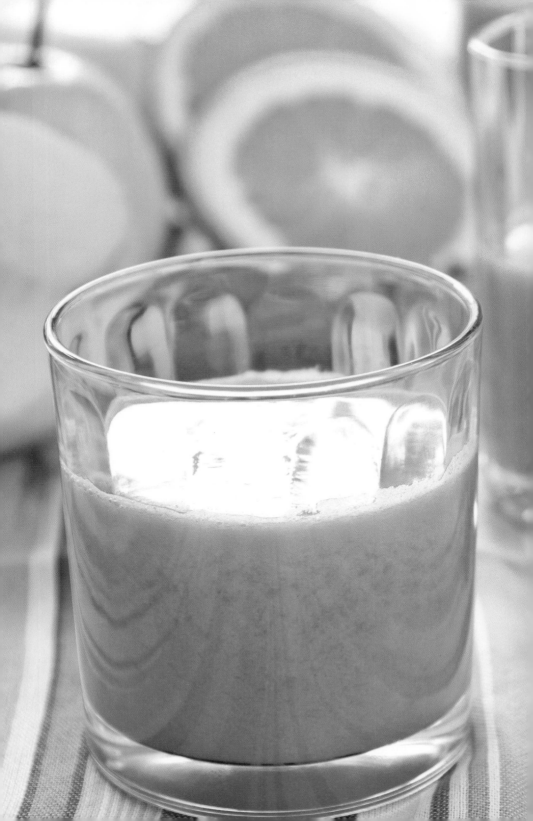

배 ❖ 당근 ❖ 오렌지

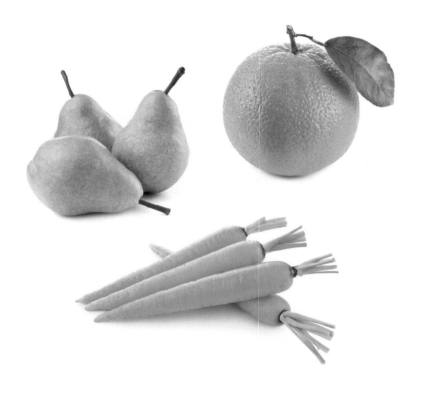

왜 우리 몸에 좋은가?

콜레스테롤과 중성지방 수치를 낮추는 배와 항산화 성분과 섬유질, 각종 비타민과 미네랄이 풍부한 당근과 오렌지는 항암효과는 물론 노화를 지연시키는 효과가 있다.

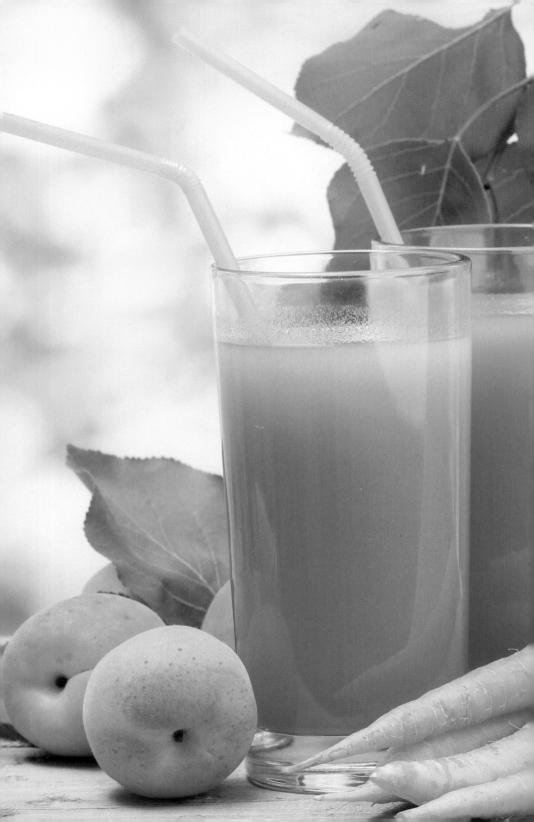

당근＋살구

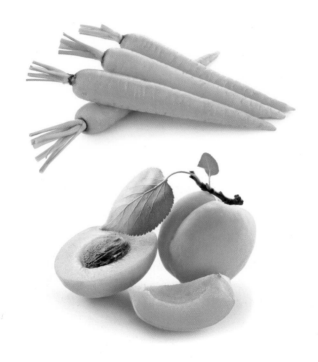

왜 우리 몸에 좋은가 ?

당근은 콜레스테롤을 낮추어 고혈압이나 당뇨 같은 성인병 예방에 뛰어나
며 살구는 유기산, 무기질, 칼륨이 함유되어 있고 비타민A도 다량 함유되어
있다.

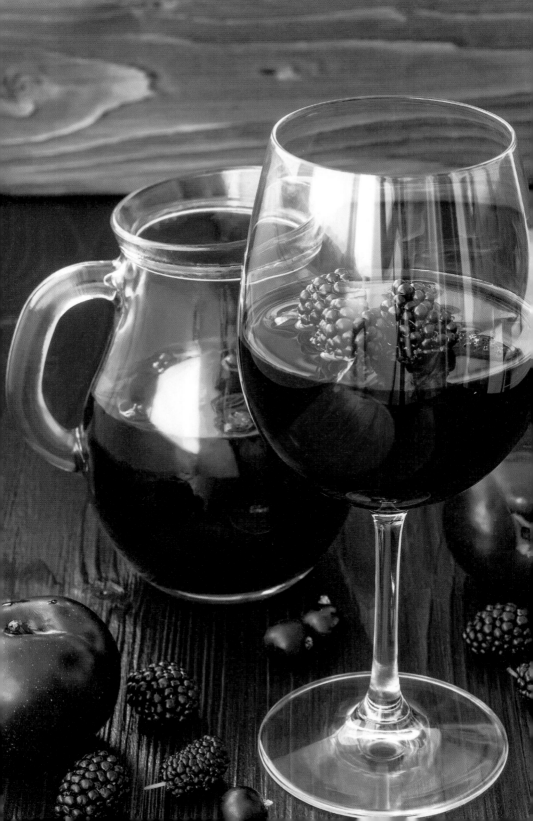

자두 ✚ 블랙베리

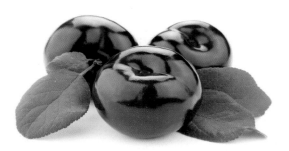

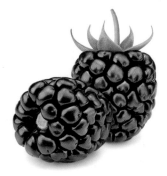

왜 우리 몸에 좋은가?

자두는 물에 녹는 수용성 식이섬유인 펙틴이 풍부해서 장내의 노폐물과 찌꺼기를 배출하기 때문에 변비 예방과 체중을 줄이는 데 좋고 블랙베리의 카테킨 성분은 지방분해를 촉진하는 성분으로 다이어트로 살을 빼고 있을 때 섭취하면 도움이 된다.

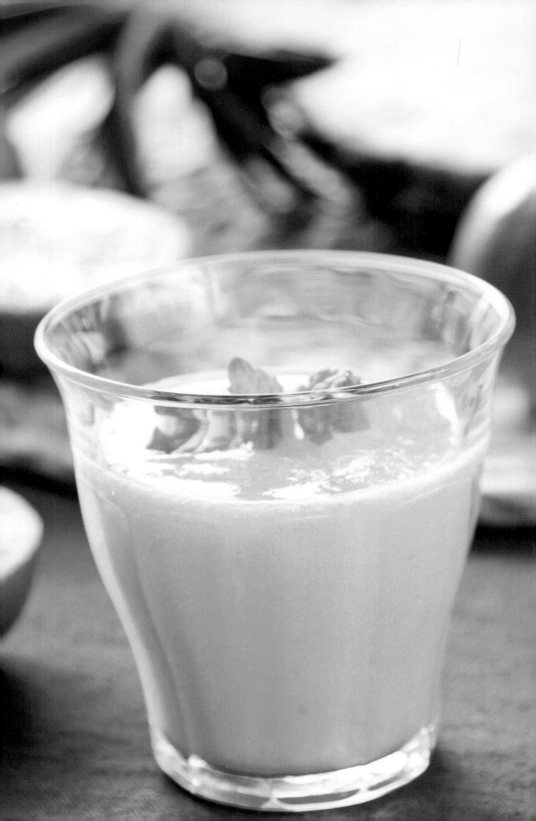

혼합주스 : : 06

오렌지 ◍ 망고

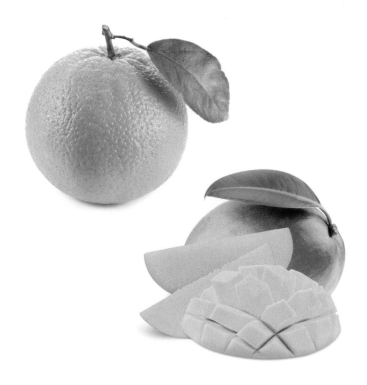

왜 우 리 몸 에 좋 은 가 ?

오렌지는 비타민C가 풍부하여 항산화 작용을 하며 면역 기능을 향상시키고
망고는 베타카로틴과 알파카로틴과 같은 식물 특유의 항산화 물질이 풍부하
여 노화 촉진의 원인이 되는 활성산소를 제거해 준다.

163

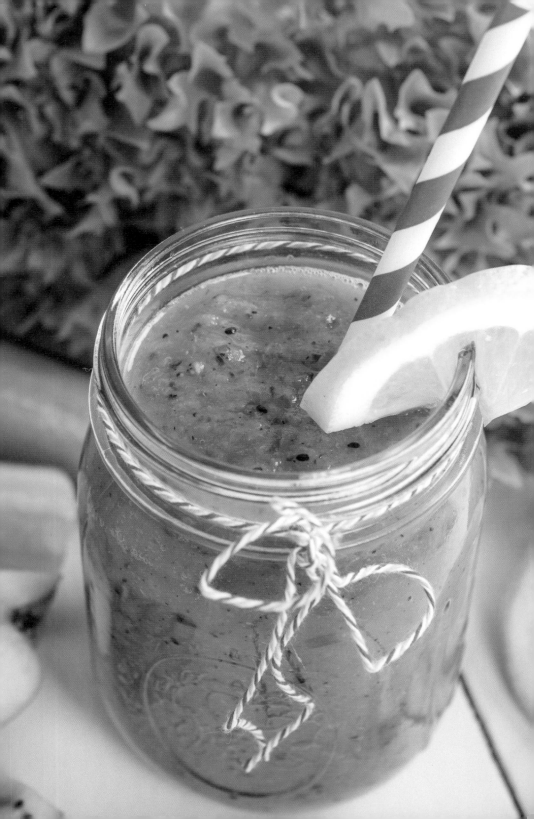

사과 ⊕ 오이 ⊕ 파인애플 ⊕ 레몬

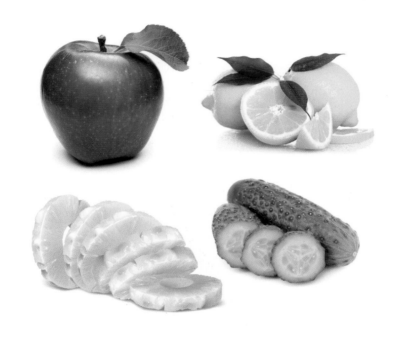

왜 우리 몸에 좋은가?

　사과는 다른 과일보다 칼륨이 많아 몸속의 염분을 몸 밖으로 배출시켜 고혈압 예방에 효과적이고 오이 역시 몸속 노폐물을 몸 밖으로 배출시키는 작용을 하며 파인애플은 식이섬유가 풍부하여 다이어트에 좋고 무기질과 미네랄이 풍부하여 피로회복에 도움을 준다. 레몬에 함유된 구연산과 비타민C 성분은 체내에 쌓여 있는 노폐물을 배출시켜주고 피로를 회복시켜주는 효과가 있다.

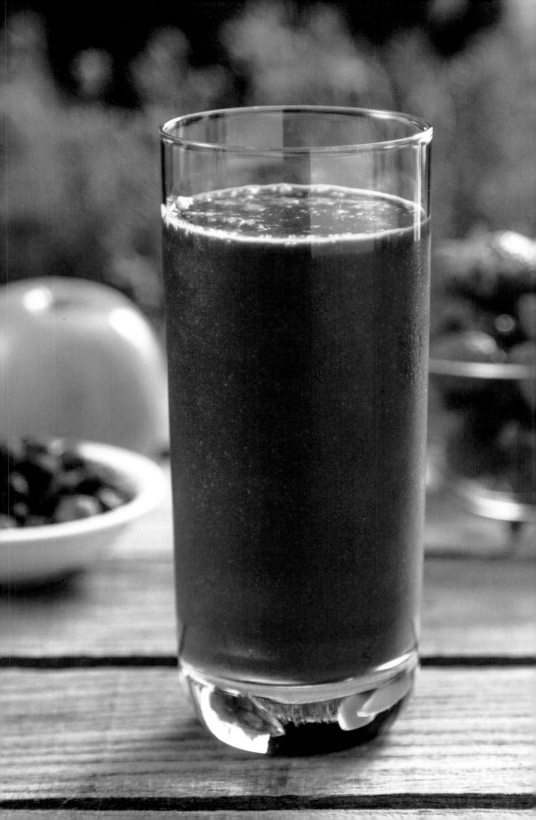

아사이베리⊕딸기⊕사과

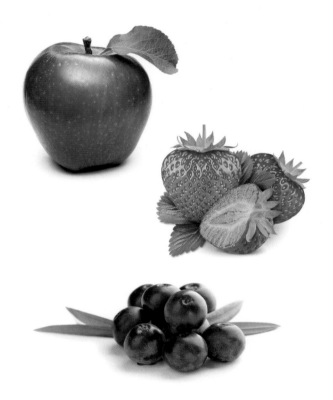

왜 우리 몸에 좋은가?

 아사이베리는 블루베리의 22배나 되는 항산화 효능을 갖고 있으며 콜레스테롤 수치를 낮추는 데 도움을 주는 안토시아닌 성분이 포도의 33배나 함유하고 있으며 딸기는 피부를 보호하고 스트레스를 해소하며 다이어트는 물론 위장을 보호한다.

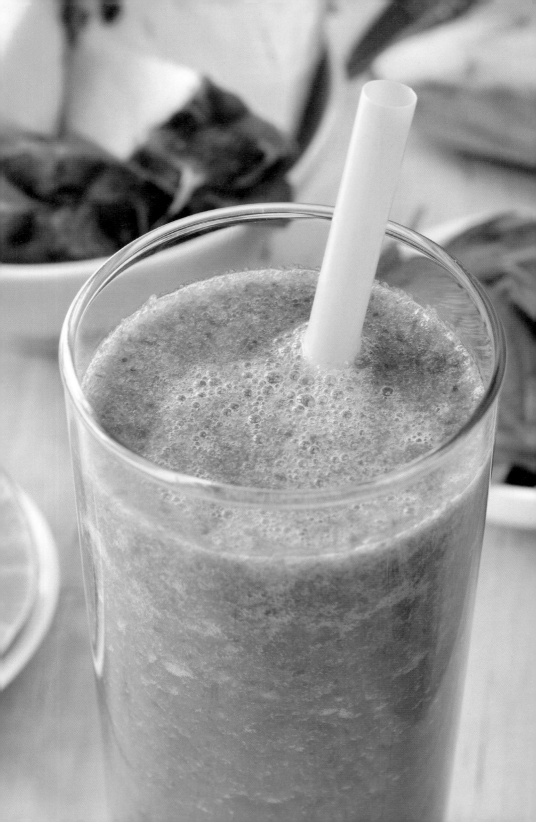

시금치 ⊕ 파인애플

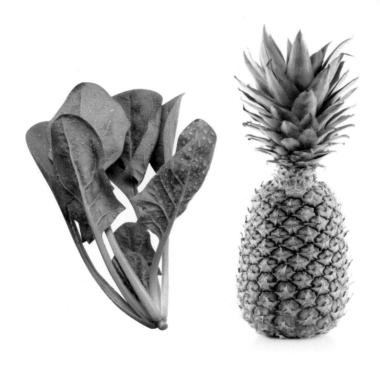

왜 우 리 몸 에 좋 은 가 ?

시금치는 항암작용을 하는 엽산과 엽록소가 다량 함유되어 있어 위암이나 대장암, 폐암 등을 억제하는 효과가 있으며 파인애플은 항염작용을 하기 때문에 염증이 발생하는 것을 막아주어 각종 염증성 질환에 좋고 섬유질이 풍부하여 배변활동을 활발하게 해 변비예방 및 변비증상을 개선한다.

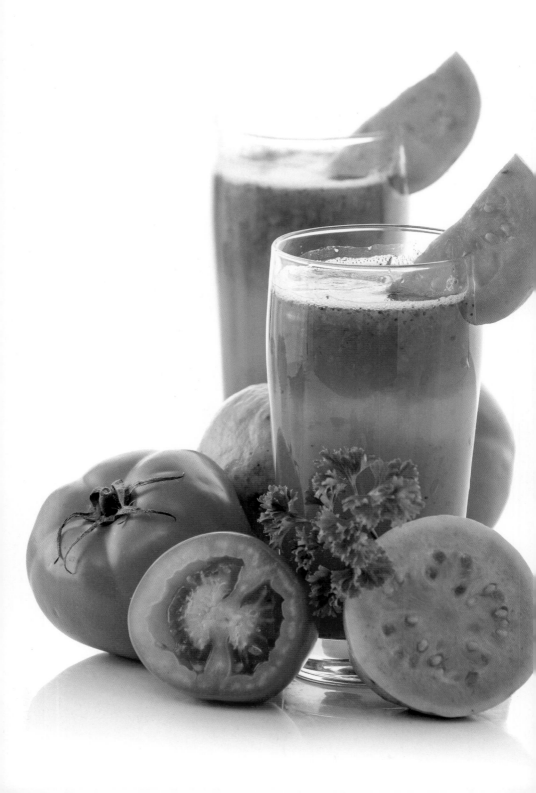

토마토 + 구아바

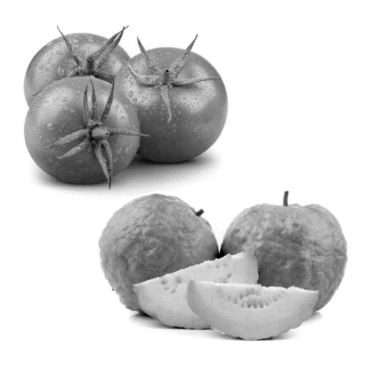

왜 우리 몸에 좋은가?

토마토는 항산화 물질을 함유하고 있어 뇌졸중과 심근경색을 예방하고 혈당을 떨어뜨리며 암을 예방한다. 구아바는 비타민C가 풍부하여 우리 몸의 항암 기능을 증진시키면서 피부를 좋게 만들고 면역력을 증진시키는 효과가 있다. 다이어트 시 적당히 섭취하면 도움이 된다.

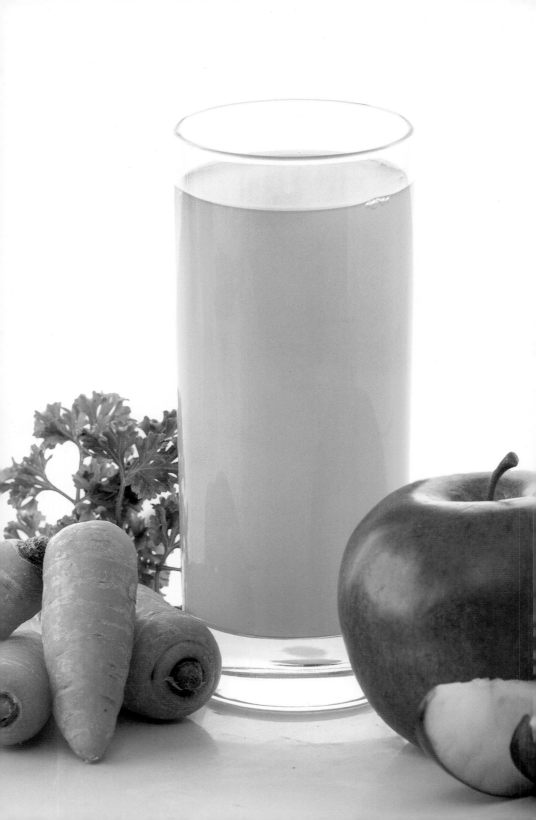

사과 ✚ 당근

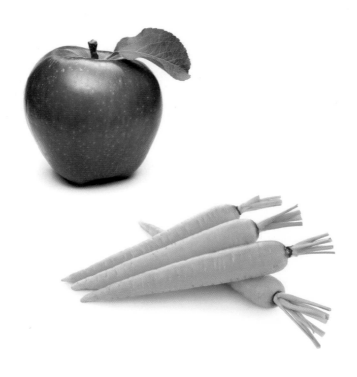

왜 우 리 몸 에 좋 은 가 ?

당근의 베타카로틴이라는 성분은 우리 몸속에 들어가면 비타민A로 변하여 시력을 보호하고 만성피로를 없애준다. 사과는 동맥경화, 뇌졸중 등의 각종 성인병 예방 및 치료에 도움을 준다.

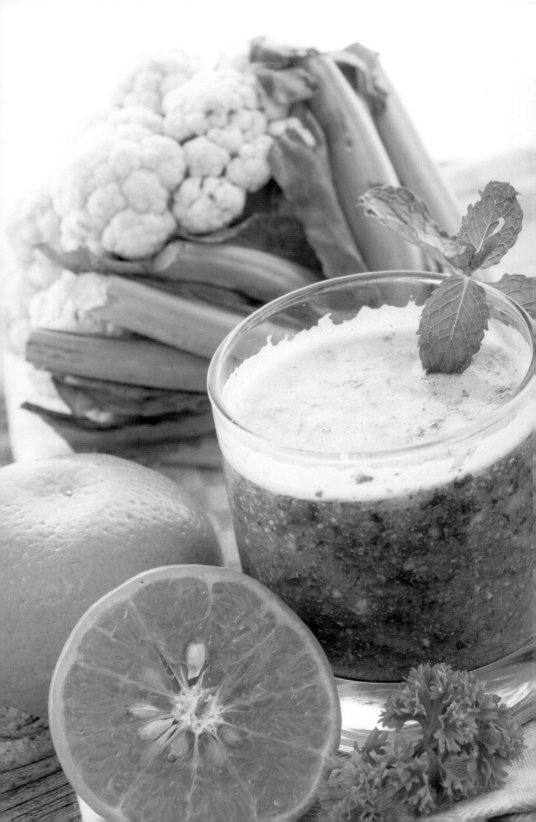

양배추 + 콜리플라워

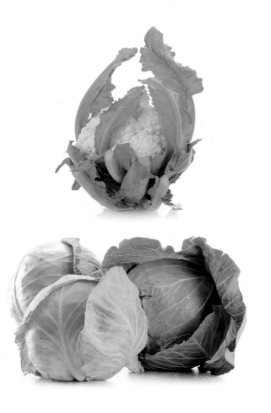

왜 우리 몸에 좋은가?

양배추는 비타민K와 비타민C, 비타민U가 풍부하고 섬유질과 무기질 등이 풍부하여 위염이나 위궤양 완화에 도움을 주어 위건강에 뛰어난 효과가 있으며 심장질환, 동맥경화, 고혈압 등 심혈관계 예방에 좋고 항산화 작용 외에 간을 강화하는 해독 기능을 활성화시키는 작용도 있다.

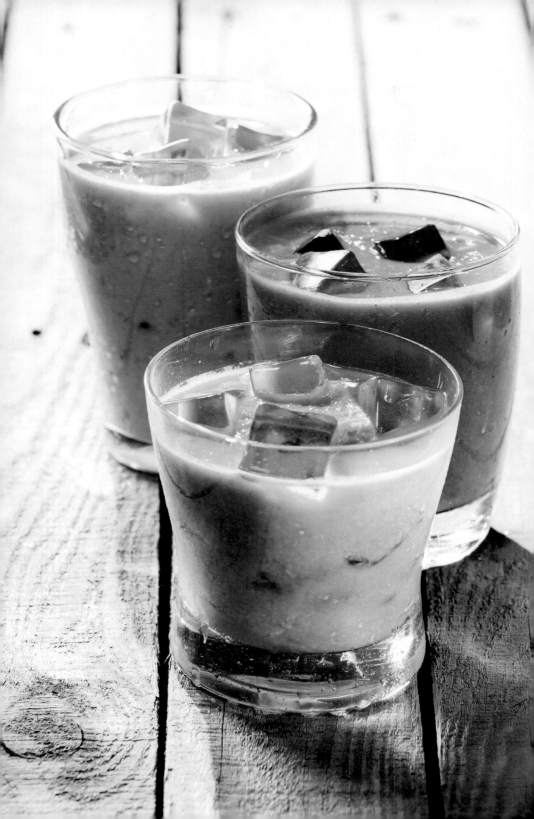

아보카도 ⊕ 키위

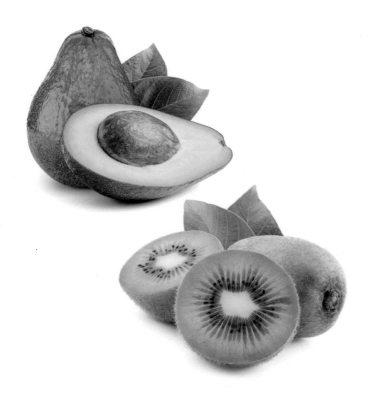

왜 우리 몸에 좋은가?

키위는 칼륨과 식이섬유, 엽산이 다량 함유되어 있어 다이어트에 효과적이며 면역력을 증대하고 고혈압을 예방하며 아보카도는 몸속의 나쁜 콜레스테롤을 제거하여 혈관 건강에 도움을 얻을 수 있다.

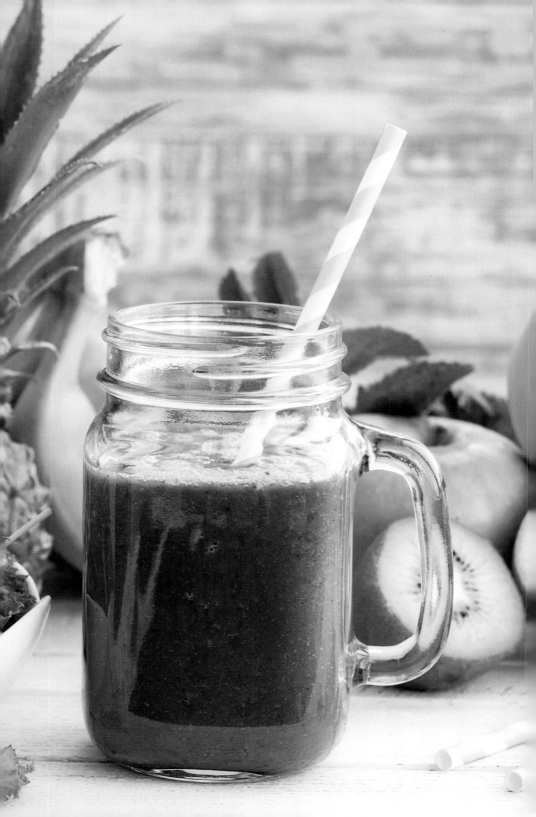

양배추 ✚ 여러 종류 과일

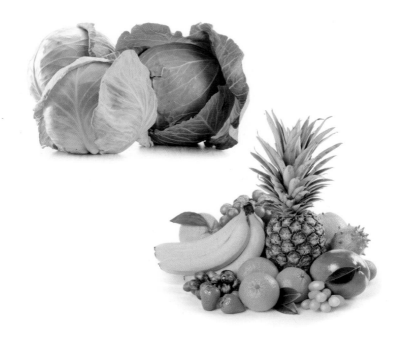

왜 우리 몸에 좋은가?

양배추는 심혈관 질환 예방과 체중감량 등에 효능이 있고 항산화, 항염, 항
균작용도 탁월하다. 여러 종류의 과일은 저마다 인체에 유익한 물질을 함유하
고 있어 어떤 과일과 함께 혼합을 하여도 매우 유익하다.

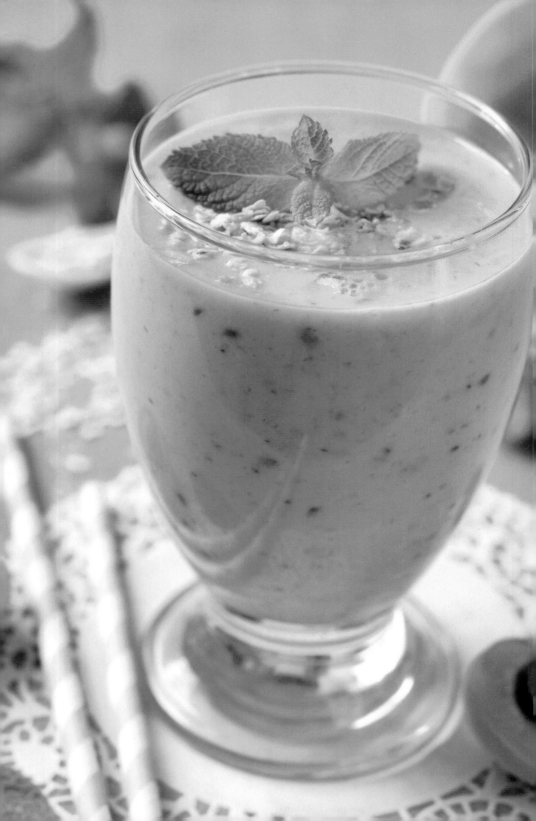

복숭아 + 살구

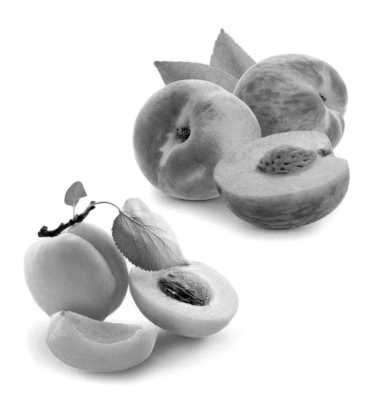

왜 우리 몸에 좋은가?

복숭아에는 멜라닌 생성을 억제해 주는 성분이 함유되어 있어 피부 미백에 좋으며 비타민A와 유기산, 당분 등이 함유되어 있어 피로회복에 도움을 주고 수분이 많아 갈증을 해소해 준다. 살구는 야맹증을 예방하고 혈관을 튼튼하게 하는 효과가 있다.

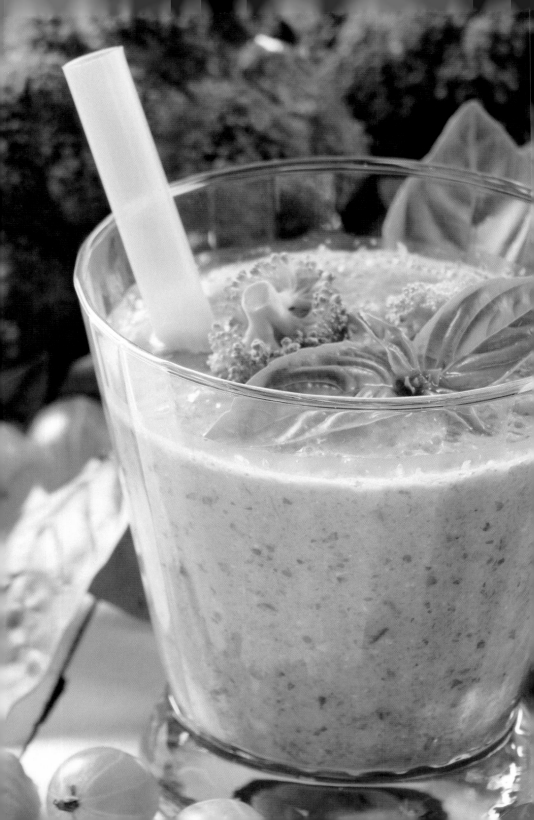

바질 ✛ 브로콜리 ✛ 양상추

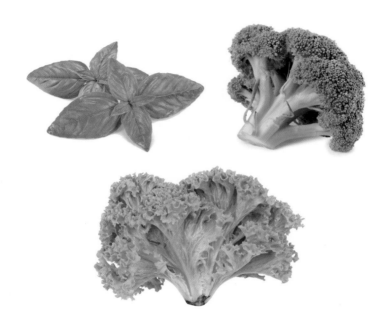

왜 우리 몸에 좋은가?

인도 향신료 바질은 비만과 노화방지, 소화불량 해소, 이뇨작용에 탁월한 효능이 있고 브로콜리는 장내 유익균을 늘려주고 장의 활동을 원활하게 하여 대장 건강에 좋고 대장암 예방, 유방암, 위암 발생 억제에 효과가 있으며 양상추는 불면증을 없애고 숙면을 취하는 데 도움을 주며 심신안정과 통증을 완화한다.

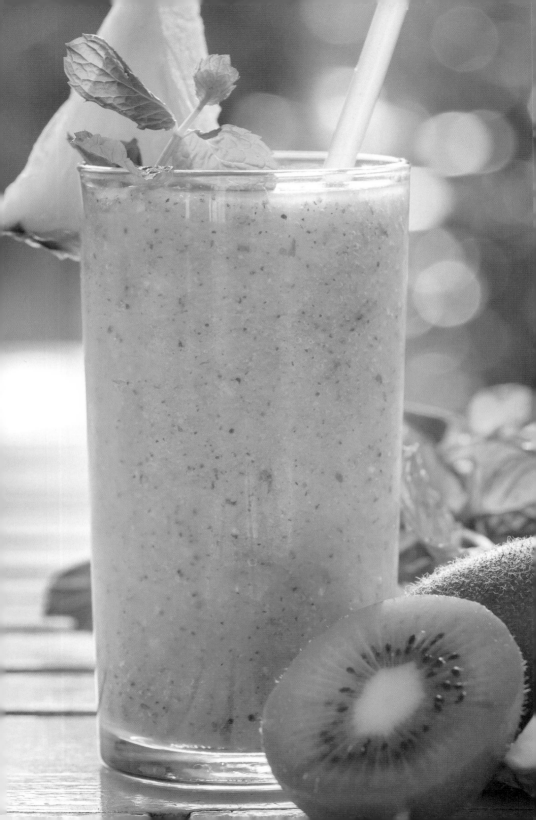

키위 ◑ 파인애플

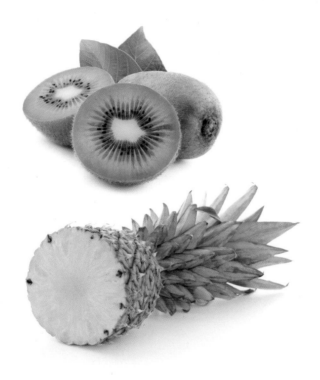

왜 우리 몸에 좋은가?

키위는 미네랄과 비타민이 풍부하며 혈당을 낮추고 포만감을 높여 당뇨를
예방하고 파인애플은 비타민C가 많아 콜라겐 합성을 돕고 이는 피부의 보습
과 탄력의 유지, 멜라닌 색소의 침착을 예방해 피부의 잡티 및 기미가 생기지
않도록 한다.

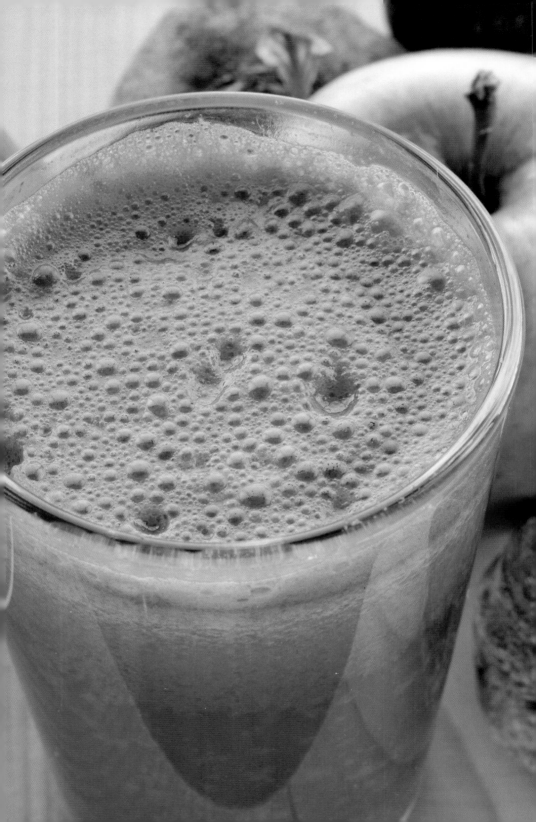

사탕무 ◉ 당근 ◉ 사과

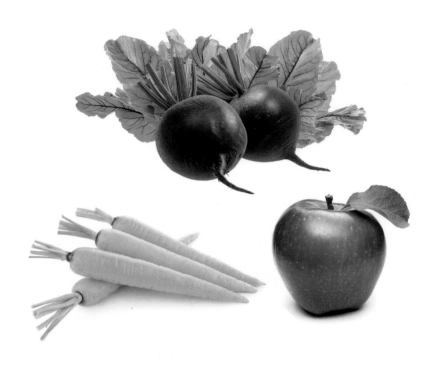

왜 우리 몸 에 좋은 가 ?

혈관에 혈전이 쌓이는 것을 억제하며 간 기능 개선과 혈액순환을 돕는다. 사탕무주스를 마시면 한 시간 내에 혈압이 내려가고 그 효과는 24시간 지속된다고 할 정도로 고혈압에 효과가 뛰어나다.

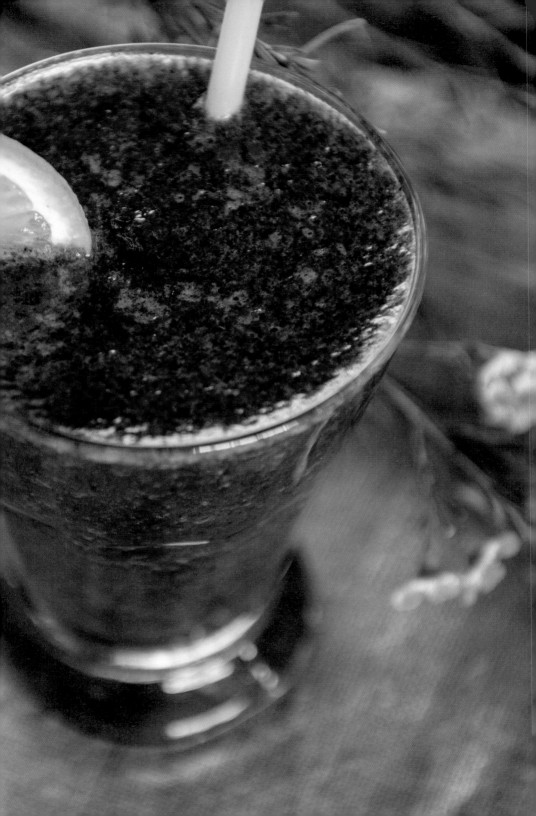

블루베리 ⊕ 바나나 ⊕ 오렌지

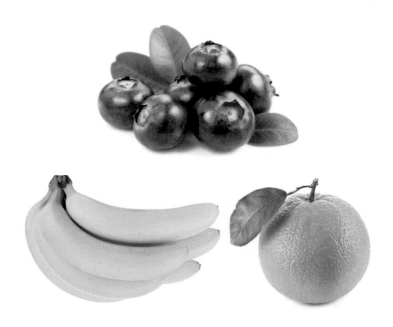

왜 우리 몸에 좋은가 ?

안토시아닌과 항산화질, 식이섬유가 함유되어 있어 눈 건강과 젊음을 유지하
는 데 도움을 준다. 눈의 수정체가 혼탁해지는 백내장은 단백질에 당이 결합하
여 눈의 단백질이 노화되기 때문에 일어나는 것인데 안토시아닌 색소는 이러
한 결합을 억제시키는 작용이 있다. 바나나의 아미노산은 우리 몸속에서 기분
을 향상시켜 주는 세로토닌으로 변환되어 우울증 치료에 좋고 변비에도 좋다.

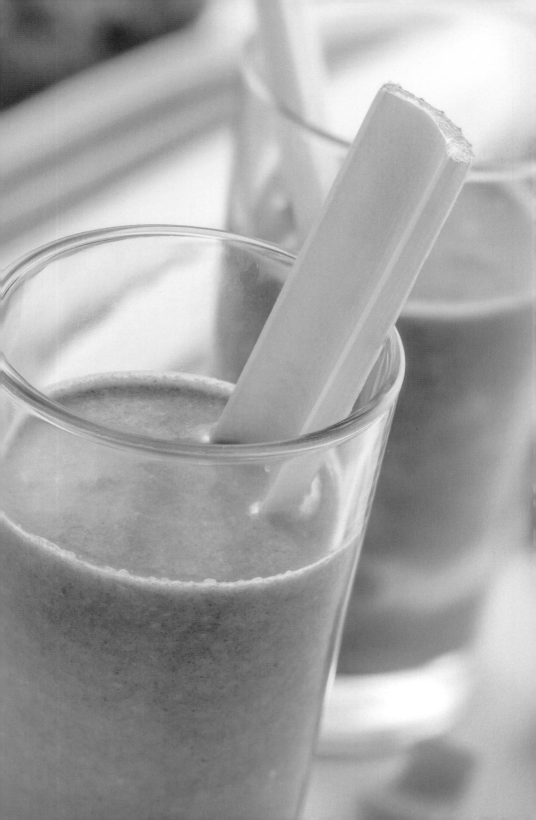

셀러리 + 브로콜리

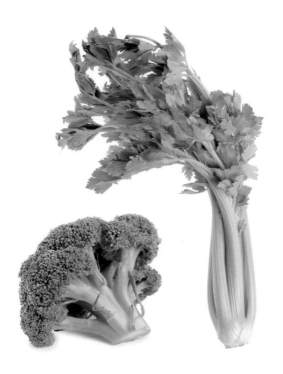

왜 우리 몸에 좋은가?

셀러리에 함유된 수분과 칼륨은 우리 몸에 나트륨을 배출하고 건강한 피부와 노화방지에 뛰어나며 항산화 성분을 많이 함유하고 있다. 브로콜리는 항암효과에 뛰어난 성분 설포라판과 인돌이 함유되어 있으며 브로콜리에 포함된 풍부한 식이섬유는 유산균의 먹이로 사용되기도 한다.

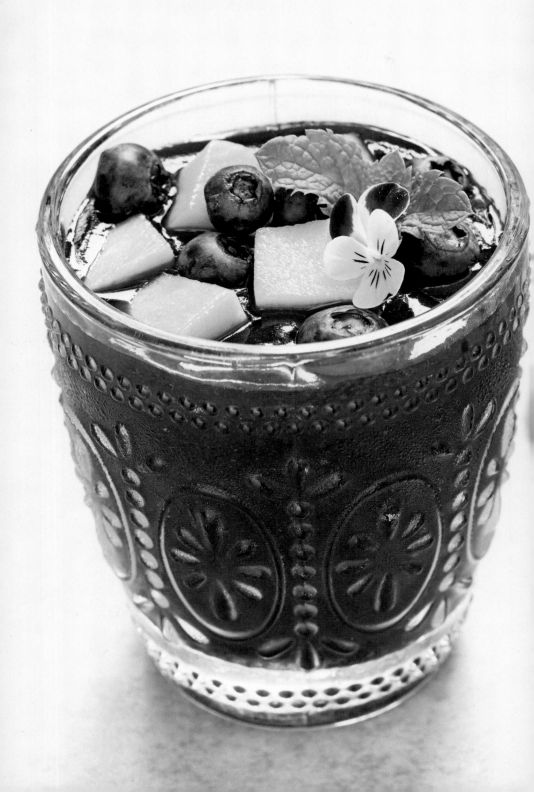

망고 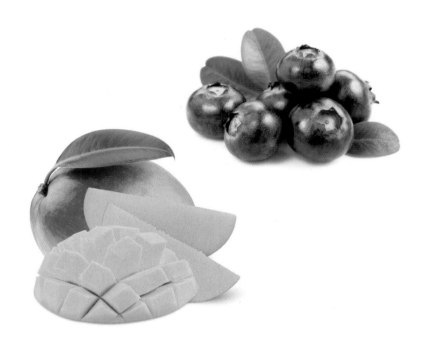 블루베리

왜 우리 몸에 좋은가?

  망고는 플라로이드는 물론 각종 미네랄이 풍부하여 피로회복과 면역력 강화, 빈혈 예방 등 건강관리에 뛰어난 효능이 있다. 블루베리는 항산화 성분이 많이 함유되어 있기 때문에 몸속 노폐물과 활성 산소를 제거해 주고 피부의 노화방지를 도와준다.

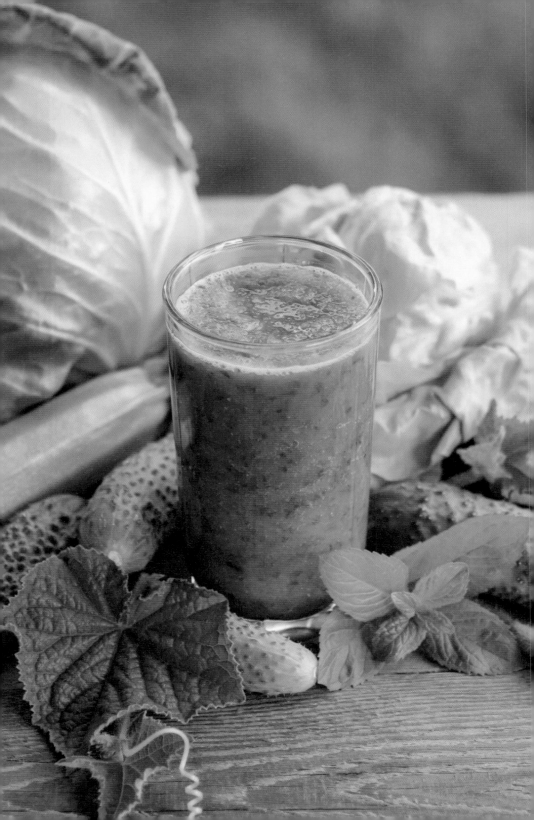

양배추 + 오이

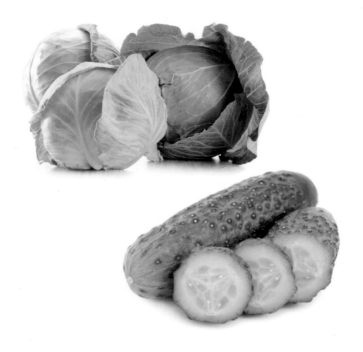

왜 우 리 몸 에 좋 은 가 ?

양배추는 위염이나 위궤양 치료에 도움을 주며 심혈관 질환 예방과 체중감
량 등에 효능이 있고 오이는 대부분이 수분으로 되어 있어 건조하거나 갈증이
날 때 섭취하면 도움이 된다.

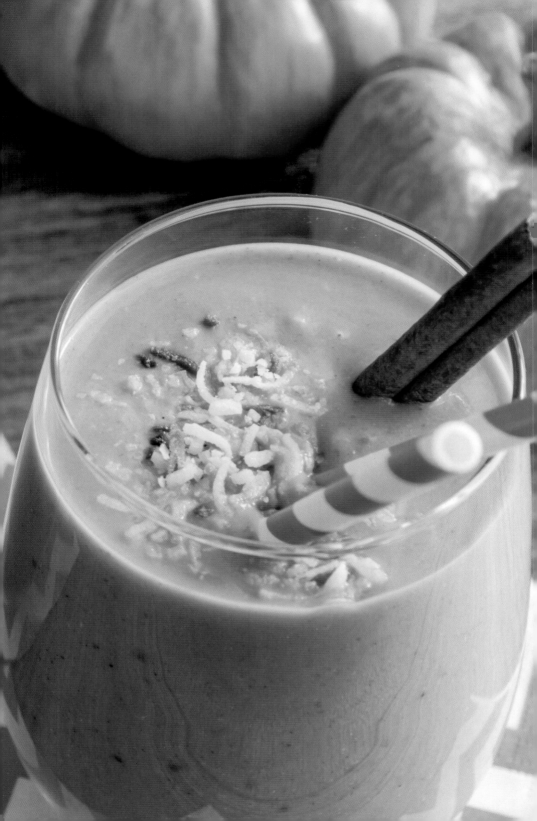

호박 ✛ 코코넛 ✛ 오렌지

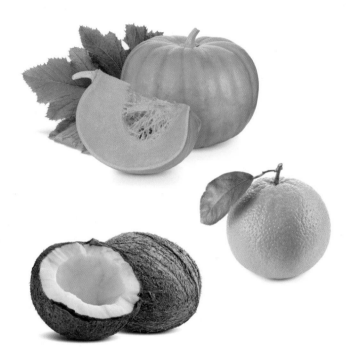

왜 우리 몸에 좋은가?

　호박은 식이섬유가 풍부하여 체온을 높이고 면역력 강화에 도움이 되며 식
물성 오메가3가 풍부해 감기나 각종 호흡기 질환으로부터 폐를 보호해 주며
연골을 강화하여 관절염에도 효과적이다. 코코넛은 장의 운동을 활발하게 하
여 변비를 없애고 장속의 노폐물을 밖으로 내보내며 치매 예방을 비롯해 집중
력 향상, 기억력 증진을 돕는다.

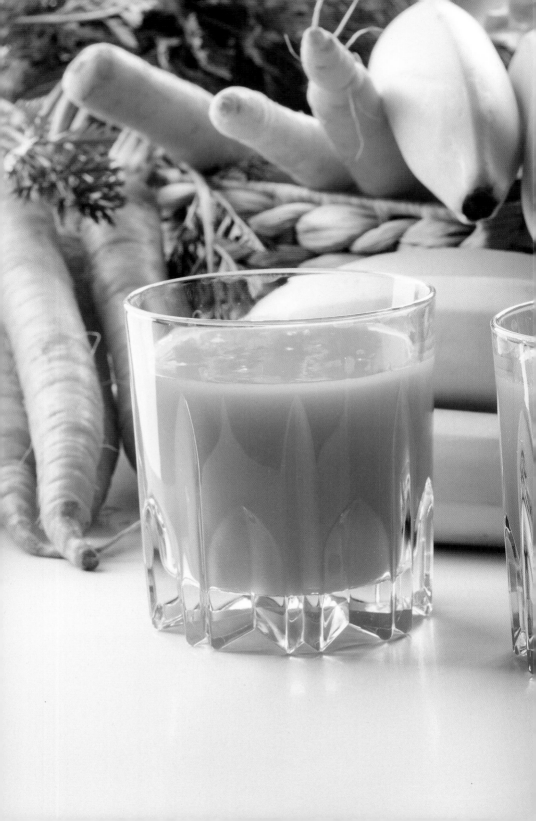

오렌지◉당근◉바나나

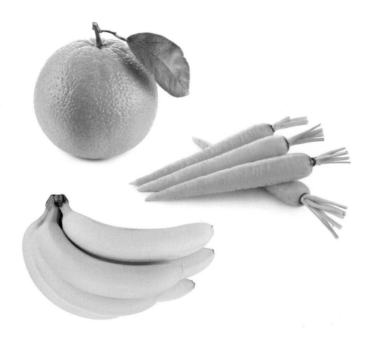

왜 우리 몸에 좋은가?

오렌지에 함유된 플라본 화학물질은 콜레스테롤을 떨어뜨리며 혈압을 빠르게 떨어뜨리는 작용을 한다. 탄수화물이 당으로 변해 혈관으로 흡수되는 속도인 혈당지수가 비교적 낮고 천연섬유소, 비타민, 효소 등 필수 영양소가 풍부하여 당뇨병 환자도 섭취할 수 있다. 바나나는 혈압을 정상적으로 유지할 수 있도록 도와주는 성분이 있어 고혈압에 효과적이고 미네랄이 풍부하여 에너지를 보충한다.

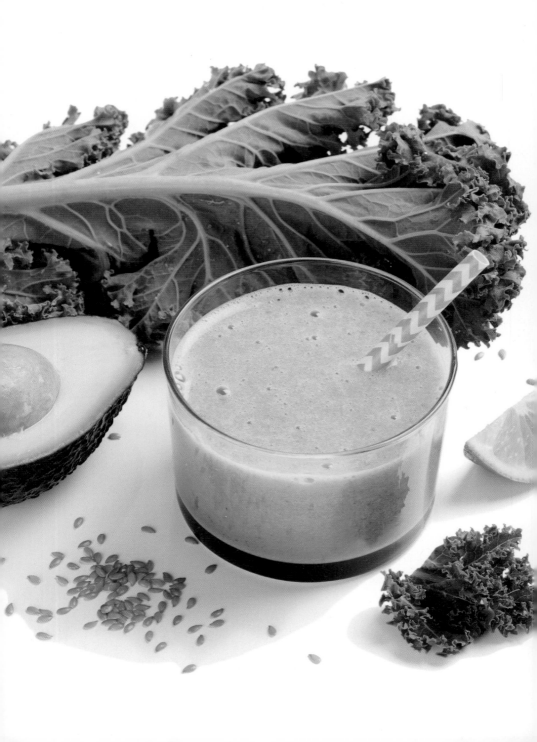

양배추 + 아보카도

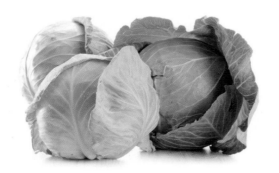

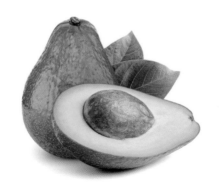

왜 우리 몸에 좋은가?

양배추는 심혈관 질환 예방과 체중감량 등에 효과가 있으며 항산화, 항염, 항균작용에 탁월하며 아보카도는 칼륨이 풍부해 몸 안의 나트륨을 원활하게 배출시켜준다. 면역강화와 피로회복, 노화방지 등에도 효과가 있다.

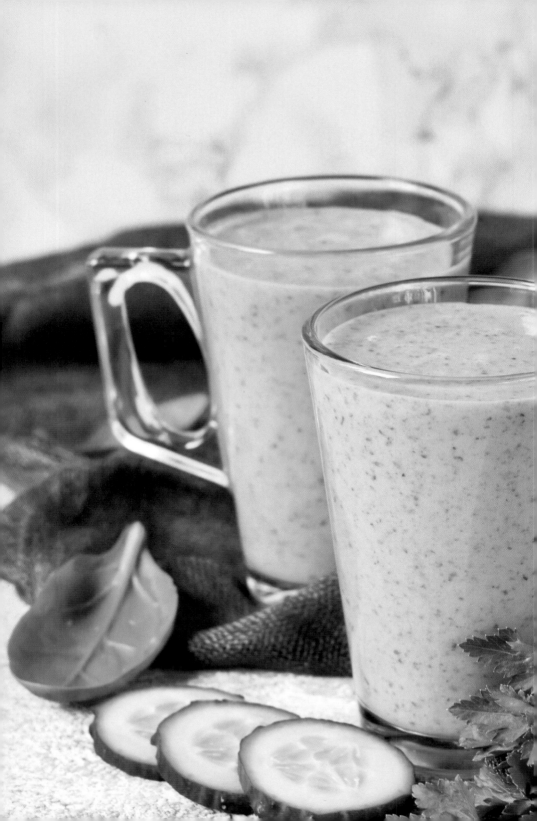

아보카도 ⊕ 오이 ⊕ 시금치

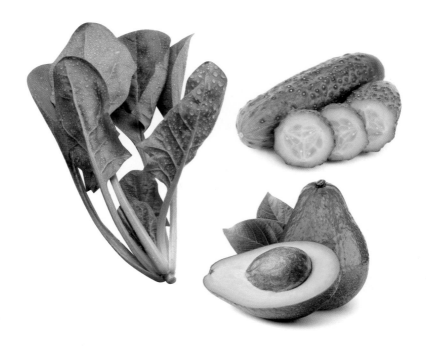

왜 우리 몸에 좋은가?

몸속의 나쁜 콜레스테롤을 제거하여 혈관 건강에 도움을 주는 아보카도와 몸속 노폐물을 몸밖으로 배출시키는 오이, 시금치는 동맥경화를 자극하는 호모시스테인이라는 혈액 속 물질을 막아 심혈관 질환을 예방하고 신경세포의 퇴화, 노화를 예방하며 기억력 감퇴와 뇌졸중 발병과 치매를 예방한다.

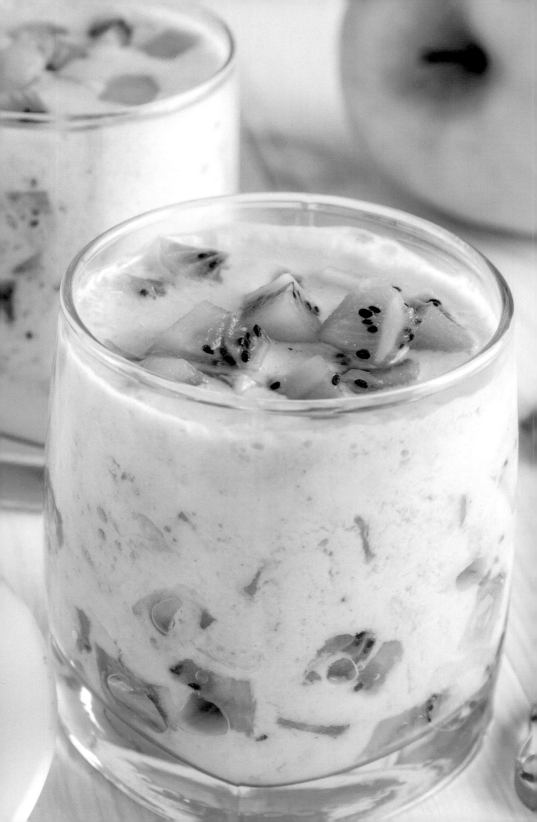

바나나 ✛ 키위 ✛ 우유 ✛ 사과

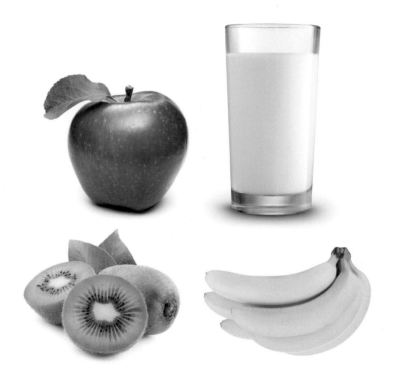

왜 우리 몸에 좋은가 ?

키위는 염증완화와 신경통에 탁월한 효과가 있고 엽산이 풍부하여 임산부에게 좋은 음식으로 태아의 성장을 돕고 빈혈을 예방하고 사과의 3배에 달하는 식이섬유로 콜레스테롤을 낮추고 변비를 없애준다. 피부개선은 물론 면역력을 상승시키고 성장과 몸의 상승을 북돋아준다.

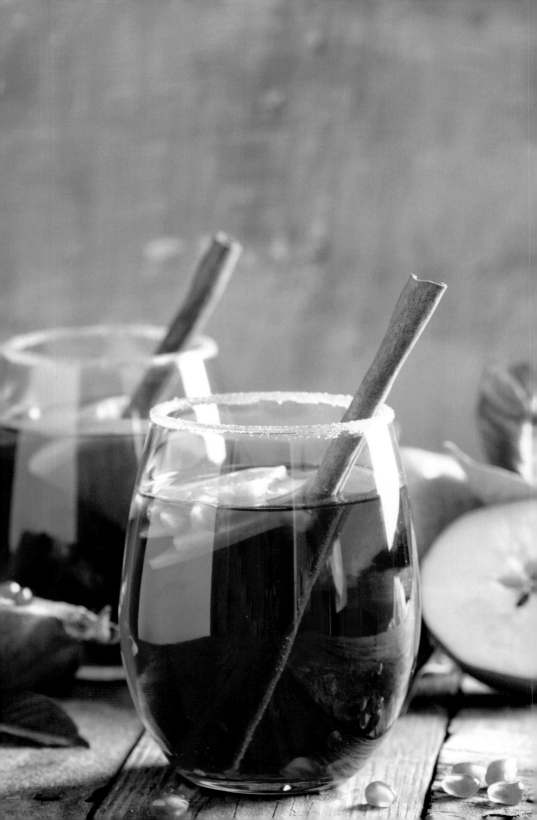

사과 ⊕ 오렌지 ⊕ 석류

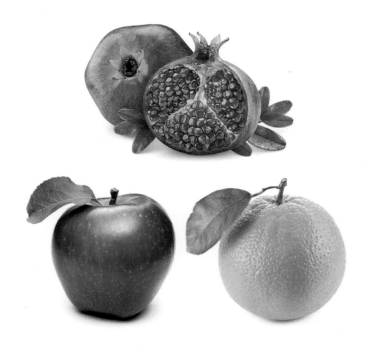

왜 우리 몸에 좋은가?

석류는 여성 호르몬이 부족해서 생기는 증상의 완화에 많은 도움을 주며 열매와 껍질 모두 고혈압, 동맥경화 예방에 좋고 부인병 및 부스럼에 효과가 있다. 우울증과 불면증 등의 각종 증세 완화에 많은 도움을 준다.

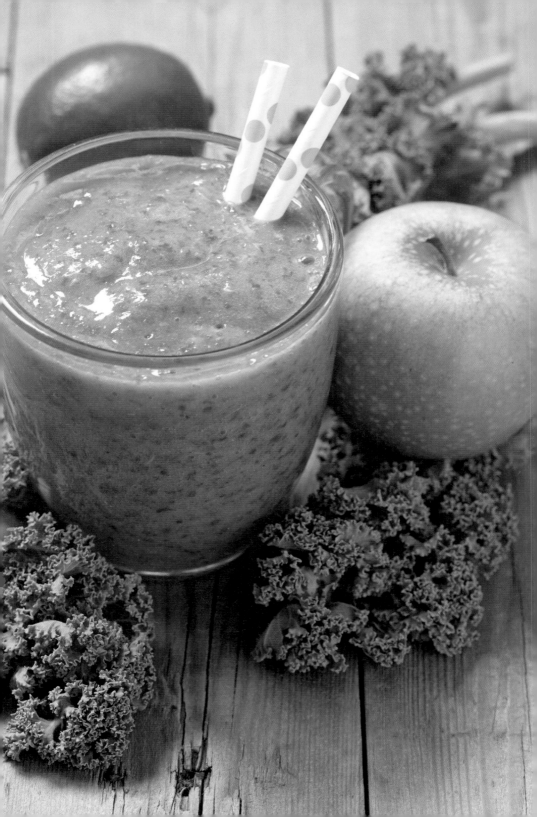

케일 ⊕ 사과 ⊕ 라임

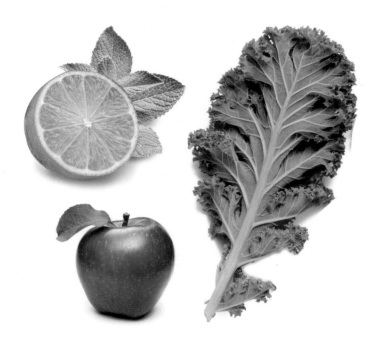

왜 우리 몸에 좋은가?

케일은 암세포가 성장하고 전이되는 것을 막아주어 꾸준히 섭취할 경우 암을 예방하는 데 있어서 효과를 볼 수 있다. 오메가3가 풍부하여 두뇌발달에 도움이 되며 혈액 순환을 원활하게 해주는 성분이 많이 함유되어 콜레스테롤 제거에 탁월한 효능이 있고 라임에는 항산화 물질이 풍부하게 함유되어 있어 노화를 예방하고 각종 성인병을 예방하는 데 도움을 준다.

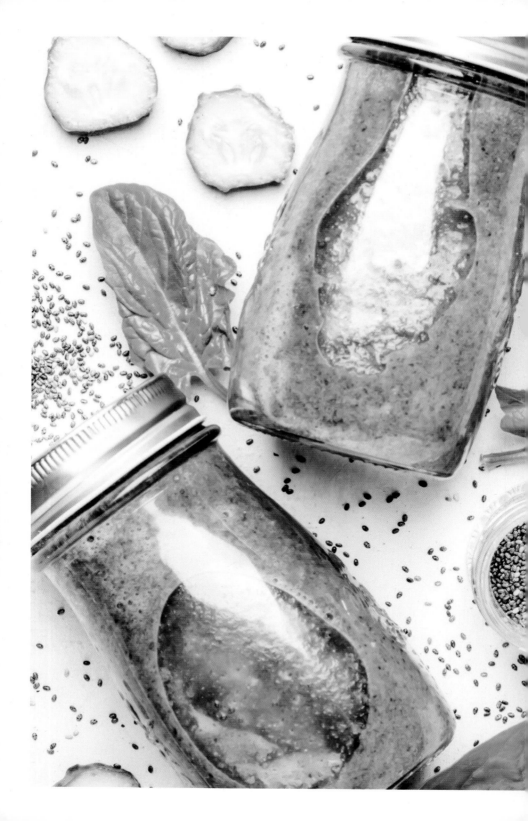

자료출처

네이버 지식백과, 다음 백과사전,『식물명실도고(植物名實圖考)』
『동의보감(東醫寶鑑)』『본초강목(本草綱目)』『본초습유(本草拾遺)』
『본초도경(本草圖經)』『사천중약지(四川中藥誌)』
『항암본초(抗癌本草)』『자산어보』
『신강본초약수책(新疆本草藥手冊)』『동의학사전(東醫學辭典)』